河出文庫

生き抜くための整体

片山洋次郎

河出書房新社

はじめに

「整体」という言葉は、誰もが耳にしたことがあるのではないでしょうか？　私がはじめて整体に接した40年ほど前と比べれば、名称だけはずいぶん身近になったと思います。

それでも「整体」と聞くと、「わけの分からないあやしいもの」と思う人も多いと思います。「整体」という言葉の指す技術の範囲がとても広く、理論も効果も、その意味も分かりにくいからでしょう。

そこで「整体」と呼ばれる分野の共通項や成り立ちを知った上で、「生きるための技術」として、どんなふうに使えるのか探ってみよう！というのがこの本の目標です。

「整体」をはじめとした様々なボディワークの手法は、とりとめなく幅広いように見えながら、医学のように進歩するほど多くの専門の科に分かれて細部を扱うのとは違って、身心全体を一体に扱うという意味では共通しています。

メソッドによって、技術の細かいこだわりはいろいろあるわけですが、結果として深く気持ちいい呼吸ができればいいのだというのも基本です。

伸びをして、あくびをして、涙が出て気持ちよくなれば、それもひとつの「自分整体」。ドラマを見て笑ったり、泣いたりすることも、顔を洗ったり、髪を切ったり、おしゃべりをしたり、食べたりすることも、広くとらえれば「ナチュラル整体」です。

誰もが無意識のしぐさや、生活習慣の中で、気持ちを切り替えたり、呼吸を整えたり、ひと休みしたりしているわけですね。

あらためて観察すれば、日頃の何気ない動きの中に、整体の要素がたくさん織り込まれています。いろいろな癖やしぐさを、少し角度を変えて見直せば、それだけで生活のリズムが良くなります。身体をほぐしたり、気分をちょっと変えたりする自前の「整体」を見つけることもできるでしょう。

どんな整体法や手技、ボディワークも、日常の身体感覚につながっています。整体的な技術を身につけるかどうかは別にしても、身体感覚を磨いておくのは悪いことではないと思います。

自分が今集中しやすい状態なのか？　疲れてあまり集中できないのか？　無理しているのか？　緊張しているのか？　リラックスしているのか？　多少でも把握できると、何かをする場合にも、人間関係をこなしてゆくという面でも、とても助けになるはずです。

この本を通して、自分の感覚で少しずつつかんでいきましょう。

序章　はじめての整体

第1章
いい笑顔も集中も、お腹の底から湧いてくる

第2章

自前の「体調アプリ」を使ってみよう

第3章

身にしみて分かる心の悩みと身体とのつながり

第4章
整体で読み替える「生きるための技術」

本文デザイン　高木善彦
本文イラスト　わかばやしたえこ

生き抜くための整体

序章

はじめての整体

整体は何の役に立つ？

整体とは一体何なのか？　私も整体を始めて以来、それをずっと考えながらやってきました。実際に身体に触れ、身体の反応を味わったりしながら、一緒にその答えを、この本の中で探っていくことにしましょう。

その前に整体って、一体何を期待されているのか？　これをちょっと考えてみます。

気持ちよくなる。（できれば身も心も）ほっとする。リラックスできる。一息つく。気分を変える。より積極的に気持ちを切り替える。痛みが和《やわ》らぐ。疲れがとれる。身体が軽くなる。眠りが深くなる。などが挙げられそうです。

疲れについては重い、だるい、凝《こ》るなどの感じ方がありますが、身体の「重い・だるい」は心の「重い」に通じることも多いですね。痛みの場合も、内臓も含めて身体のどこかが傷《いた》んでいて痛みが出る場合もありますが、それ以上に多いのが、どこかが壊れているわけではないけれど、身体の一部に強い緊張がある場合です。これも場合によっては心の痛み、いらいら、不安につながっています。

　これらのことは、意外に医学によってカバーされていない部分でもあります。「患者」の側からすれば、医学は多少痛くても苦しくても、ほうっておいても死なないようなことには結構無関心に見えます。がんの痛みですら、治療の重要な一環と考えられるようになったのは、つい最近のことです。

整体の目的って？

　整体を含めて様々な手技療法やボディワークに期待されるのは、まずは身体の疲れや違和感・苦痛をとって、気持ちよくなるようにすることと言えるでしょう。ただし、痛みや苦痛がとれるのはもちろんいいことですが、あえて、それ自体が目標ではないと言っておいた方がいいと思うのです。整体のメソッドの中でも、痛みや苦痛は身体の変化や動きの指標として大切です。痛みや嫌な気分は、もともとそれ以上身体に負担をかけすぎないようにするための信号です。「痛みや苦痛を感じたら、それ以上無理をしない」というのが生き物としての原則です。

犬や猫は食べ物を得るため、生きるために必要なことをする以外は、眠ったり、遊んだり、だらだらしたりしていますね。普通の生き物はそうでしょう。ところが人間は、食べるために行動して子孫を残すといった「生き物として必要なこと」以上に、過剰に頑張ってしまう生き物らしいのです。人間以外の生き物は、医学や健康法などの必要を感じないのです。病気になることを恐れたり、死について考えたりもしないでしょう。

気持ちいい呼吸を取り戻す技術

身体にはもともと、疲れや不調からの回復力が折りたたまれています。では、その回復力はどのような時に発揮されるのでしょうか？

それは、深い呼吸が得られた時です。「ほっと一息つく」瞬間に訪れるのです。こういう呼吸が連続的に訪れるのが睡眠です。本来、気持ちよく疲れて気持ちよく眠るというサイクルが保たれていれば、他には何も要らないのです。

ところが、残念なことに、そのとてもシンプルな生き物の生活サイクルから外れてしまうのが人間らしさなので、とても古い時代から整体のような技術や健康法があるわけですね。

気分よく集中し、おいしく食べ、気持ちよく排泄し、気持ちよく疲れ、よく眠るというのが健康サイクルです。

もちろん誰でも、調子のいい時ばかりではありません。ですが、いつも絶好調でなければいけないのでしょうか？　大きな流れの中では、むしろ快調の時もあれば、不調の時もあるのが自然な流れだと思うのです。

例えば、風邪を引くことがあります。発熱などの症状→熱が上がる→ピークアウト→深い眠り→全身リラックス＝回復という流れが生まれます。

風邪などの不調も、長いサイクルの中で見れば、身体のバランスに普段よりも大きなゆらぎを呼び込んで、ガクッと大きく脱力することで、より良い回復へと導くプロセスです。身体に溜まった疲れを吐き出す回復のシステムの一部というふうに、積極的にとらえることもできます。

疲れを感じたり、痛みを感じたりすることも、見方を変えれば人が生きていく流れの中では、次のステップへのサイクルを回すための表示・サインであり、その流れを滑らかにするのが深い呼吸です。この深い呼吸をどうやって導くのかが様々な療法、健康法の共通の鍵になります。

整体の生まれ育ち

ところで、整体ってちょっとあやしくないですか？

私も、もし自分が整体を仕事にしていなかったら「あやしい」と思っていたでしょう。どの程度信頼できるのか？　あやしい宗教団体では？と疑ってしまうかも知れません。得体が知れないものに対する「？？？」という疑問が、あやしく思わせる原因でしょう。なぜ何となくあやしさを感じるのか、ちょっとここであらためて考えてみようと思います。

まず、整体がこれまで、どういうふうに成り立ってきたかについて触れておきましょう。

伝統的には、様々な「手当て」の技術や鍼灸《しんきゅう》のような技術は、もともと宗教とも武術ともつながりがあります。というよりは、区別する意識そのものがなかったといった方がいいでしょう。

実際その昔は山伏（修験者）や仏教のお坊さんの中にも、薬草の知識や治療術を身につけた人たちがいました。古くからの武術の中にも急所を攻めるという技術がありますが、それと同時に、急所と鍼灸のツボに共通するポイントがあるため、治療術としてツボの活用の技術も伝えられてきました。つまり整体のような「手当て」の技術は、少なくとも江戸時代には宗教、まじない、武術、伝統医療の中に互いに境界なく組み込まれていたのです。今でも武道の道場に神棚があるのは、その名残りです。

江戸時代以前には、手を使って身体を調整する技術は、「按摩《あんま》」「按腹《あんぷく》」などと呼ばれていたようです。

ただし、そのような伝統技術を引き継ぎながらも、今日のような「整体」の形が生まれたのは明治以降の話です。近代医学が確立していく中で、19世紀後半、アメリカではカイロプラクティックやオステオパシーといった手技療法が近代医学に対抗意識を持ちながら、近代以前からあった手技の考え方を再整備して生まれました。

日本でも明治時代になって近代医学（科学技術）が導入されたことにより、昔からあった「手当て」の技術があらためて別の角度から意識されるようになりました。その流れを受けて、様々な「療法」が生まれました。

最近は、広い意味では「指圧・マッサージ・柔道整復・鍼灸」のような国家資格のある技術以外の手技全体を「整体」と呼ぶことが多くなりました。

狭い意味では野口晴哉《のぐちはるちか》さんがまとめあげた「整体」を指します。とくに他の整体と区別するために「野口整体」とも呼ばれています（36ページで説明）。

絶滅危惧から再生した「伝統」＋「近代」ハイブリッド種

医学が科学の一部として近代化され、伝統的治療技術の中から切り離されたために、それ以外の「科学的でない技術」も生まれ直したわけですね。

江戸時代の漢方、鍼灸、按摩などは、どれも背骨や骨盤、内臓についての解剖学的知識とほとんど無縁でしたが、今日では鍼灸にしても整体にしても大なり小なり近代医学をまねて解剖学的に身体を見ています。そういうところは「近代化」されたわけですね。それでも整体は宗教やまじないとの境目が薄かった伝統療法とのつながりが濃いわけですから、やはりちょっと「あやしく」見えるわけです。

明治以来、社会生活のあらゆる領域でグローバル化＝近代化改革がすごい勢いで進められました。身体に関わるところでは、医学と体育（スポーツ）です。

漢方、鍼灸や整体（100年前にはまだ整体という用語自体ありませんが）のような多様な伝統療法も、いわば「絶滅危惧種」になったわけです。何でも当たり前のようにあると意識しないけれど、失われようとすると「本当になくなっていいのか!?」という危機感が生まれる。日本画や落語、歌舞伎なども皆そういう「危機」を自己改革しながら乗り切って今日にいたっているというわけなのです。

さて、もうひとつあやしく見える側面があります。

整体って、ちょっと分かりにくいのはなぜ？

あやしく見えるだけでなく、さらに分かりにくい部分についても見ていきましょう。

まずふたつ理由があります。

①メソッドに幅がありすぎてつかみどころがない。

施術について、どこを？どうやって？というふうに分けて考えても、それぞれにとても幅があります。

どこを？

まず「どこを施術するのか？」という疑問について考えてみましょう。

背骨や骨盤を中心に身体全体を見るのが一般的ではありますが、それ以外に、身体の一部だけを調整対象にするメソッドもあります。ただし整体の場合、身体の一部のみを扱う場合でも、例えば「耳鼻科」や「呼吸器科」のように、身体の一部をパーツとして治療するという考え方が薄いのです。

それは、局部を調整するだけで全身に波及すると考えるためです。頭蓋骨《ずがいこつ》、上部頸椎《けいつい》、耳、腹、背骨、骨盤、足などいろいろあります。信じられないかも知れませんが、中には肛門や尾骨だけを扱う療法もあったようですし、今もあるかも知れません。全く共通点がないように見えますが、私のように全身を扱う場合でも、局部のみを扱う場合でも、局部が全身と連動するとみている――ここは共通点なのです。

全身の働きの連携を良くして「自然治癒《ちゆ》」の流れを促すということです。

これは伝統療法全体にもともと共通するものですが、近代医学という比較できる体系の誕生によって、より明確な意識を持つようになりました。

どうやって?

さらに「どうやって施術するのか?」という疑問について。

例えば背骨を扱う場合でも、骨の位置・バランスの歪みを矯正するのか。また矯正するにしても直接圧迫して骨を動かす、カクッと瞬間的に脱力させて動かす、関係する筋肉をゆるめることによって動かすなど、手法は様々です。

鍼灸のように穴(ツボ)を使うかどうか。扱う場合はぐいぐい押したりするのか、ふわっと触れるのか。刺激を与えることだけ考えるのか、気やエネルギー、リンパ液などの「流れ」を重視するのか。ここはそれぞれの方式の考え方の問題でもあり、施術者の好みの問題でもあり、時代の問題でもあります。エネルギーやパワーという概念は近代以前にはないので、表現としては近代という時代の流行ですが、流れという感覚と考え方は古くからあるものです。

②メソッドと効果の間の因果関係が分かりにくい。

そして「なぜ効くのか?」という疑問について。

例えば膝の下外側に足三里《あしさんり》という昔から有名な穴（ツボ）があります。古くから、頭から足への気の流れを促すツボとも言われ、胃腸の働きを良くする、そして足腰の疲れをとるツボとも言われてきました。松尾芭蕉が『おくのほそ道』の序文で「三里に灸《きゆう》すゆる」と書いているのは有名ですが、当時旅の準備＝足腰の疲れの予防としてよく行われていたのが分かりますね。私の祖父は胃の働きを良くするのだと言って、春になると自分で足三里に灸をすえていたそうです。

春になるととくに足三里の反応が敏感になるので、私もよく使います。足三里に軽く触れると腰の下の方が温かくなり、お腹も温かくなって腸がグルグルと動き出します。頭や脚の表面は涼しくなります。春はのぼせて頭がぼーっとして眠くなりやすいのですが、頭や眼がすっきりします。このように一見無関係に思える脚—腰—胃腸—頭が連動して反応するわけです。この時に身体の中で何が起きているのか、そのメカニズムは見えません。ブラックボックスです。ただ、気持ちよくなって呼吸が深くなるのは経験的に確かなのです。

近代医学では治療といえば、物理的または化学的な処方がどこにどのように作用するのか基本的に明確です。治療法と効果が原則として1対1対応しているからです。整体のような技術は、多くのメソッドがひとつの効果につながったり、ひとつのメソッドが多くの効果につながったりするので、でたらめでもないけれど、因果関係が複雑すぎてよく分からないのです。

これも「あやしさ」のもとですね。

さらに複雑になるのは、整体や鍼灸のような技術は熟達するほど、施術者それぞれによってカスタマイズされやすいためです。つまり同じメソッドでも、施術者によってやり方が大きく違うことが珍しくないのです。

逆に医学の場合は、優れた治療法ほど標準化されやすい。そのため、原則としてどの医療機関でも同じ治療を受けられるという意味で分かりやすいのです。また医学では施術者から患者へ一方的に施しますが、整体の場合は、人と人の間に何らかの反応が立ち上がるわけですから、技術的な良し悪し以上に、人と人の間の「相性」が関係すると私は考えています。

というわけで、利用する側からいえば、何を選ぶか客観的判断が難しいわけです。体感し、直感的に判断するしかないというのが本当のところでしょう。

不可解だけどイボは治った

さて不可解つながりで、私の体験も含めて「なぜだか理由は分からないが治ってしまう」分かりやすい例――「イボが治る」ことについて見てみましょう。

医学的にも多くの実例が報告されているようですが、「イボがおまじないで治る」ことについては、昔からたくさん実例があるようで、今でも東京も含めて全国各地に「イボ地蔵」があるそうですが、ただ「放って置いたら治った」というのとも違うのです。

私が20代前半で、整体をまだ始めていなかった頃、イボがおまじないで消えるなどとは思いもかけなかった頃のことです。ある日、母が珍しくうれしそうな表情で私に話しかけてきました。「ずっと気になってたイボが、そっと撫《な》でてたら消えた」と言うのです。

実は私も中校生の時から手の親指にイボがあり、それがすごく気になるので薬を使ってみたり、手でむしってみたりをくり返しているうちにそれが癖になってしまって、だんだん余計に大きくなり、4〜5個に増殖するしまつ。しかも他の指や手のひらにも進出して何個もできていました。それであきらめて10年近くの間放置していました。

母の話を聞いて、長年放置してきた右の親指の一番大きいイボにトライしてみました。

それまではガリガリむしっていたイボの表面を、触るか触らないかくらいの微妙な感じで、時々撫でてみたのです。自分でもびっくりしましたが、1週間くらいでイボの表面がポロポロはがれてきたのです。そしてあっという間にきれいになくなりました。さらにはそれ以外に、他の指や手のひらにもあったイボも勝手に消えてしまいました。

その後、整体を仕事にするようになってからも、時々子どものイボについて相談されるたびに、試しにお母さんに同じようにやってみてもらうと、誰がやっても簡単に治るのです。全然特別な現象ではなかったわけですね。

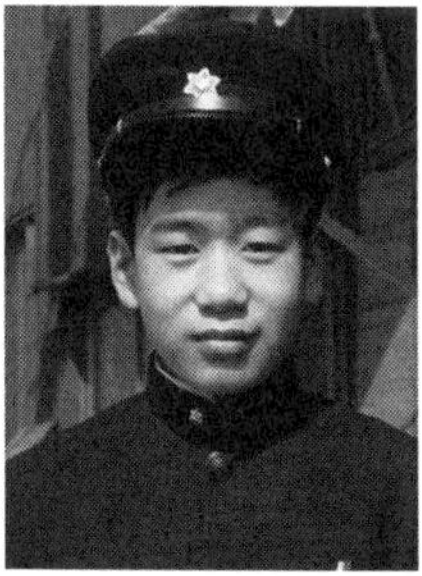
中学生の頃の著者

イボは医学的にはヒトパピローマウィルス（HPV）の感染症といわれています。暗示でも治るといわれ、世界中に「おまじない法」があるらしいです。治る経過の医学的意味は分からないので、今ではほとんど忘れられていますが、似たようなことは他にもまだ、いろいろありうるわけです。
つまり身体には、いろいろわけの分からない現象があるということですね。
そして私が整体に実際に出会ったのは、「イボ体験」の少し後のことになります。

整体を始めたわけ

私が強烈な「ぎっくり腰」に見舞われたのは26歳の時でした。激痛のその日、丸1日おしっこをしたくならないので、不審に思って試しにトイレに這《は》って行って、何とか立ち上がりおしっこをしようとしてみましたが、全然出ない。これはおかしいと「四つん這い」の姿勢で試みたところ（和式のトイレ）、とんでもなくたくさんおしっこが出てきました。あまりの痛さに尿意を感じられなくなっていたんですね。

横になって固まって、腰の痛みをしのいでいました。ちょっとでも緊張がゆるむと、先の尖った鉄の重りをドンと載せられるような痛みがくるので、全く眠れず、しまいには眠気そのものが全くなくなりました。この時の「痛みの激しさ」には、今でも妙な自信があります。不思議なのは、激痛で眠気も飛びましたが、つらいという感覚も飛んだことです。あまりに痛いと、いろいろなことが麻痺《まひ》するのかも知れませんね。

そんな時に近所の人が教えてくれたのが、背骨をボキボキッとやるタイプの整体でした。今あらためて振り返ると、その頃（１９７０年代）、「整体」というのは今日のように誰でも聞いたことがある一般名称ではなく、「～法」「～療術」など様々な呼称がありました。

痛くなってから1週間後、はじめての「整体」を経験しました。今考えると相当な「荒療治」でした。1回目のあと、痛みそのものは実感としてはあまり変わらなかったのですが、その日の夜から、1週間全く眠れなかったのが、何とか眠ることができるようになりました。その後30回近く通うなかで、徐々に痛みはなくなりました。

その当時の「整体」のスタイルは今とはちょっと違って、後の人たちが前の人の施術を見ながら順番を待っているという環境でした。最初は痛みで余裕がありませんでしたが、痛みが軽くなってくると、ほかの人の施術を見ているのが面白くなってきました。そのうちに、さらには施術者側の感覚や手応えのようなものが、だんだん分かるような気がしてきました。

そこで、日頃から私と比べて考えられないくらい「勇気がある」妻に頼んで実験台になってもらい、ポキポキッという方法を試してみたのが「私の整体」のはじまりでした。そうやって身近な人をポキポキやっているうちに、「知り合いの知り合い」のように口コミで広まって、いろいろな人に頼まれるようになりました。

しばらくの間はポキポキやっていたのですが、そのうちにポキポキしなくても「背骨は自分で勝手に動く」ことが分かってきました。

その前に、ちょっと上手になってきた段階では、身体が脱力して背骨が動きやすいタイミングにうまく合わせられるようになり、瞬間的にフッとほとんど力を入れずに背骨を動かすことができるようになっていました。これは相手の隙を突くという意味で武術に近いもの（整体では相手が攻めてこないという前提の違いはありますが）といえるでしょう。

それでもこの頃まだ、背骨は「動かすもの」だと思っていました。ところが、何人もの人を見ているうちに、とくに立った姿勢のままで背中や腕に触れると、ほとんど触れた瞬間にくたくた〜っと力が抜けて、倒れてしまう人がいるのです。あるいは背中に触れたとたんに、身体が勝手に動き出したり、全身がぷるぷるし始める人もいました。

こういうことを言うと、「またまたあやし〜い」と思われるかも知れませんが、私にとっても全く意図も予期もしていない反応で、最初はびっくりしたのです。さらにはまだ触れてもいないうちに、身体が傾いたり、ゆらゆら揺れたり、円を描くように揺れたりということも起きました。

「野口整体」との出会い

これは一体どうしたことだ？と思っている頃に、「野口整体」を知りました。

このような身体の反応は私の意志でもなく、相手の意志でもなく、それ以前に身体と身体の間で勝手に起きる。むしろ意図していない方がより自然な良い反応が起きるのではないか――そう思い始めていた頃でもありました。

整体の技術、思想をまとめ上げた野口晴哉は、『風邪の効用』という本の中で、「天心《てんしん》」（＝無心）が大切であり、「良くなるという信念でも邪魔」と述べています。整体の核心というべきものに出会った気がしました。

同時に、身体を、静止画のようにではなく、絶え間ない動きの中にとらえること。正しい一定のバランスや姿勢があるのではなく、次々に滑らかにバランスを変えていくことが大切だということ。風邪などの「病気」も、ただの「悪いこと」ではなく、次なるバランスへの動きとして能動的にとらえるという身体の見方を学びました。

つまり、すばらしい出来のアニメーションのように、気持ちいい加速感があり、固まったり、カクカクしない、滑らかで生命感がある動きそのものに健康があるのです。

そういう身体のとらえ方をすると、整体は意図的な「矯正」ではなく、次への動きや流れをちょっとだけ手助けするものと考えられますね。

このような考え方は「野口整体」だけではなく、戦前では高橋迪雄《たかはしみちお》の「正体術《せいたいじゅつ》」、戦後ではそれを継承した橋本敬三《はしもとけいぞう》の「操体法《そうたいほう》」も、同じような「動的な見方」を共有しています。

「気」という考え方

さて、この身体が常に動きの中にあることともつながりますが、整体のもうひとつの側面は、一方的に何かを与えるものでも、型にはめるものでもない、むしろ受け手の側が能動的に呼応する反応があってはじめて成り立っているということです。

これは「気」という考え方につながります。様々な整体法がある中で、「気」という考え方そのものを採用しない場合も多いですが、採用してもしなくても、受け手と施術者の間で何かが起きているのは確かです。その何かを「気」と呼んでいるわけです。一方的に与えるパワーやエネルギーが「気」ではありません。

とかく神秘化され、あやしいものにされがちな「気」ですが、むしろ当たり前すぎて気がつかないというのが本来のあり方なのです。それを特別な神秘的なものとして扱おうとする「人」があやしいのであって、「気」があやしいわけではないのです。

身体に直接触れても触れなくても、身体の一部あるいは全身が勝手に動いたりするような現象も、特別に不思議なことでも、良いことでも、悪いことでもない。ただ身体の反応の中の、目に見えるバリエーションにすぎないのです。

整体で身体をゆるめることの中には、このような身体と身体の間に起きる反応にうまく乗って、タイミング良く身体のリラックス反応を引き出すという側面があるのです。

身体がゆるむ時の手応えは？

さてリラックスを引き出すためには、どういうことが必要でしょうか。

身体は緊張していると、互いに緊張し合い跳ね返し合う反応をします。互いに「気が通い合う」「気をゆるす」といったリラックスした感じにはなりにくいわけです。音でいえば「ゴン」「ゴツッ」という鈍い響きと手応えです。「打てば響く」という表現がありますが、お互いに気持ちよく響き合っている関係を表していますね。互いに「通じる」感覚。気持ちいいという感覚はだいたいそういう感じなのです。

実際に手で身体に触れる時にも、緊張している身体（とくに局部的に緊張しているところ）に触れると、跳ね返されるようなきつい手応えを感じます。モノでいえば叩いたら鈍い音がするような感じです。やはりよく響いてくれる方が気持ちいい感じがしますが、ゴツッと鈍い音が返ってくると、思わず自分の身体も硬くなるような感じがしてしまいます。身体が固まって響きにくくなっていると、触れる側も思わず引き込まれて力が入り、押し合うような感じになってしまいやすいのです。

しかし、ここで押し合ってしまっては、互いにもっと緊張してしまいますね。逆にフッと力を抜けば、相手も同時に力が抜けて、リラックスできるわけです。ゆるめるために、逆に一度力を入れて余計に緊張させてから抜く技術もあります。自分の手をゆるめる瞬間に、相手の身体の側が呼応してゆるむのです。いずれにしろ、どこかでゆるめることが一番大切ですね。

身体の一部の緊張がゆるむと、全身に波紋が広がるようにリラックスしていきます。手と身体の間でリラックスの共鳴が起き、それが広がって全身に気持ちよく響いたら、互いに身体全体がリラックスして軽くなります。

「気が流れる」という身体感覚

「気」のもうひとつの側面は、「流れる」という感覚です。何かが身体を「流れている」という感覚は、大昔からある身体の実感です。血液やリンパ液、脳脊髄液も流れていますし、細胞の中には「原形質流動」（たぶん中学の理科でも習いますね）という流れがあります。脳にも筋肉にも電気が流れています。

科学的な意味でその「流れ」が何であるかは別にしても、身体の実感として、大自然の大きな流れの中に身体があって、身体の中にも大地を流れる川のような流れがある。身体の不調はこの「流れ」の停滞や乱れだという考え方が古い時代に生まれたのも、身体感覚として自然なわけです。

中国古代に生まれ、理論化された「経絡《けいらく》」は、身体の気の流れの経路を表したものです。「穴（ツボ）」というのは、地下水脈の上にある井戸のようなポイントであり、気の流れの調整弁として扱われてきました。

ツボの名前には、谷、泉、池、関、里、海など自然を表す漢字の入った名称が多くあります。身体を自然環境の一部、あるいは縮図として観ているのです。大地に水が流れて循環するように、身体にも流れがあるという感覚です。

何が流れているというのか？　それは分かりません。「流れている感じ」が大切なのです。よく流れている感じがするという感覚そのものが、リラックスしている証拠です。身体がゆるんで「よく流れている」ことによって、よく眠れ、疲れがとれ、気分が切り替わって楽になるのです。

この「流れが良い」ということは、呼吸の深さにもつながります。

気持ちいいとは、呼吸が深いこと

身体に気持ちいい流れがあると、活動・集中したり、休み・リラックスしたりするサイクルが滑らかに回っています。朝、気分よく目覚めて、気持ちよく排便して、おいしく食べて、動いて、気持ちよく疲れて休む。そういうサイクルが回っていれば、気持ちいいことそのものを忘れるくらいスーッと1日が流れていきます。

この間、身体そのものの自発的な盛り上がり、盛り下がりの波に加えて、天候の変化や、人とのつきあいや勉強・仕事などのいろいろなことに対応して、身体は緊張したりリラックスしたりと何度も往復運動をくり返します。このような身体のバランスの変化を滑らかに切り替えて、波にうまく乗るためには、呼吸が充分深いことが必要なのです。

身体のバランスが切り替わるのは息と息の間です。とくに息を吐いてから、息を吸う間に、身体が完全にゆるむ瞬間があって、そこでフッと切り替わるのです。また武道だったら集中する時に「うおー」とか「いぇーい」とか強く息を吐ききって気合いを入れます。集中をシフト・アップするために、強く長く息を吐ききる必要があるからです。

逆に緊張が続いた後に、フーッと息を吐いて一息ついてリラックスする場合もよくありますね。こちらの場合は息を吐ききったところで緊張がゆるみます。

どちらの場合も充分に息を吐ききる必要があるのです。息を吐いてから、吸う間の身体がゆるむ瞬間に、身体の構えが動くわけです。

実際に整体の場でも、例えば骨盤に触れて手の力をゆるめると、相手の呼吸が大きくなって骨盤全体がまず大きく膨らんだり、縮んだりし始めます。そこからさらに吐く息が長くなって、吐ききってから少し間をおいて吸い始めたら、すでに緊張がゆるんでバランスが変わっています。硬かった筋肉は柔らかく、力が抜けすぎていた筋肉は引き締まります。

身体のバランスが切り替わるために〈呼〉と〈吸〉の間に充分な拡がり（＝深い呼吸）を導くのが整体の技術であり、目的でもあります。また深い呼吸は、整体だけでなくあらゆる身体技法（ヨーガ、気功など）や世界中の多くの療法、健康法の共通の指標でもあります。

この本でもいろいろなメソッドを取り上げますが、結果として「お腹に息が入る感じ」「ホッと一息つく感じ」になったら、身体は次のバランスへ動いていきます。深い呼吸とともに身体の中から動いてゆくこと、波に乗っていることそのものが気持ちいいのです。

「気持ちいい」とは、心の気分でもあり、身体の気分でもありますね。深い呼吸と気分の良さ、さらには「気持ちの集中」まで、実際に身体の中でどのようにつながっているのか、次の章では、自分でひとつひとつ体感しながら確かめていきましょう。

第1章

いい笑顔も集中も、お腹の底から湧いてくる

勉強するとなぜ疲れるのか？

「勉強すると脳がくたびれる」と聞けば、何となくそのような気もしますが、「脳がくたびれる」ことを直接に感じることはできません。「頭が疲れた」という実感は、実は目が疲れる感じだったり、首が凝ったり、身体がだるくなって「これ以上はムリ！」という感じがすることです。

また、「勉強」は頭だけを使っているようにイメージしがちですが、集中するためには全身を使った「集中の姿勢」が必要です。

「集中」にも、大きく分けてふたつあります。好きなことに熱中するときの集中と、「やらなければいけないから」あるいは「やれと言われたから仕方なく」という無理矢理の集中です。

子どもが遊びに熱中すると「真剣な顔」「夢中な顔」になりますね。瞳は少し内向きになり（目と目の間も縮まる）、輝きが増し（瞳孔《どうこう》が広がり）ます。これが素直な気持ちいい集中ですね。気持ちよく疲れて、飽きて眠くなったら眠る。これだけのサイクルだったら問題は起きません。

ところが成長すると、そればかりではすまなくなります。ナチュラルではない意図的な集中の場合は、3段ロケットのような構造になっています。

集中の第1ステージ

まず1段目の噴射。「勉強しなくちゃ」と思った時、まず最初に緊張するのは首と顎関節《がくかんせつ》です。まず無意識に顎《あご》を引きます。「歯を食いしばる」筋肉に力が入ります。こめかみが緊張し、同時にみぞおちも緊張します。指先や足先にも力が入ります。

この段階で止まっていると、頭では「やらなくちゃ」と思っていても、行動が伴いません。「勉強しなくちゃ」と思いながら、マンガを読んでしまったり、ゲームをやってしまったり、違う方向に身体が向いてしまうのです。

いろいろなことを思いつくけれどまとめられなかったり、どれかひとつを選べなかったり、方向性を決められなかったりします。

首や顎の緊張が強すぎる（＝歯を食いしばりすぎる）と次のステージに進みにくくなってしまうのです。ここで停滞すると、頭の前の方が熱くなります。首と顎の緊張をちょっとゆるめられれば、次のステージに進みやすくなります。

ゆるめるためのポイントを説明しましょう。

緊張が強い時は、甘いものが食べたくなることもよくありますね。甘いものをちょっと食べると、実は首やみぞおちの緊張がゆるむのです。ただしうまくいかないと、食べすぎて余計にみぞおちと首が緊張する悪循環になることもありますので、他の方法も身につけておくといいですね。

例えば軽く「頬杖をつく」のも有効です。ガムを噛《か》むことも、顎をゆるめます。足を机の上や、椅子よりちょっと高いところに置いたり、あくびを積極的にするのも大変効果があります。

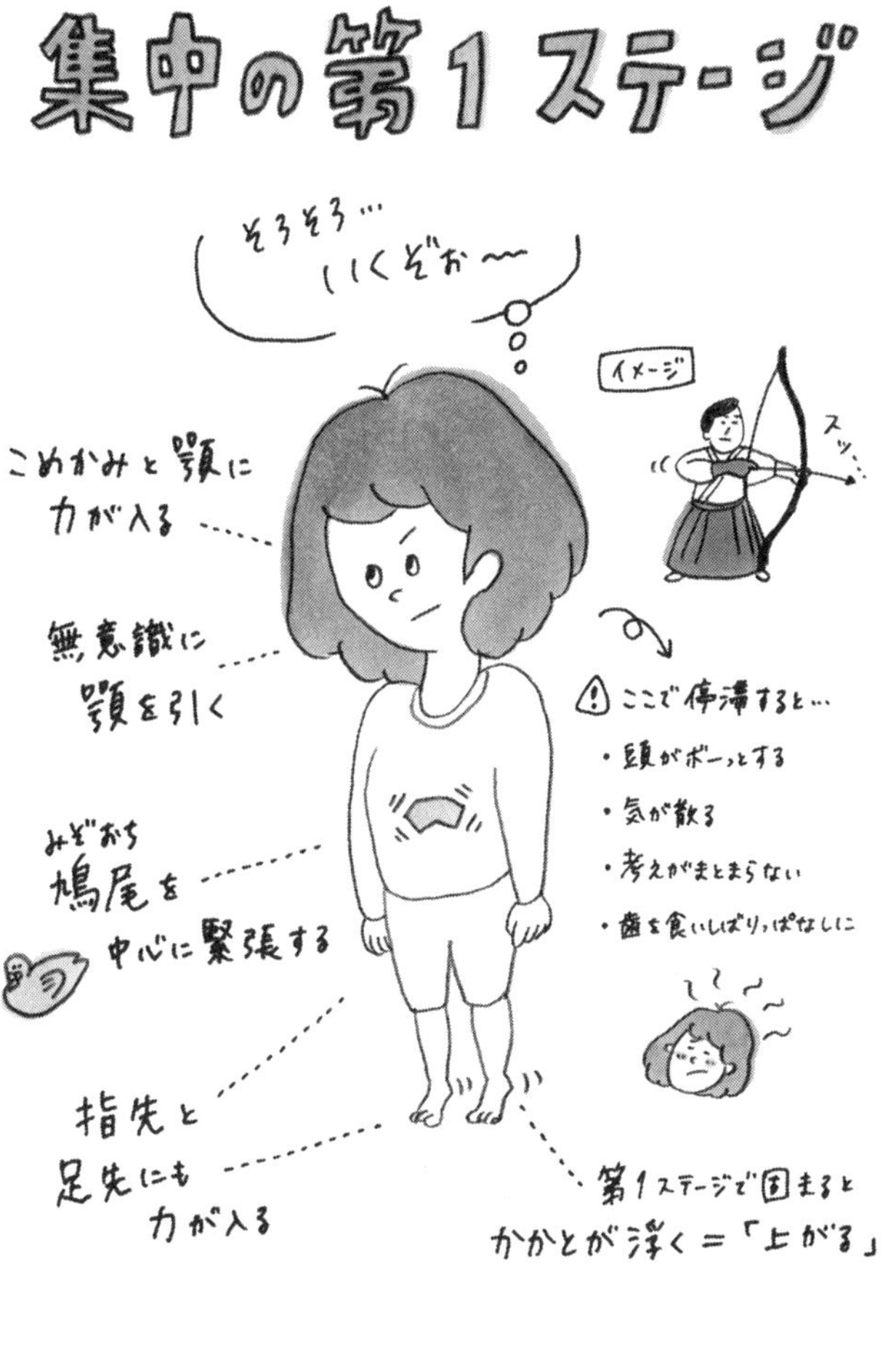
集中の第1ステージ
そろそろ…
いくぞお〜〜
イメージ
スッ
こめかみと顎に
力が入る
無意識に
顎を引く
鳩尾《みぞおち》を
中心に緊張する
指先と
足先にも
力が入る
ここで停滞すると…
・頭がボーっとする
・気が散る
・考えがまとまらない
・歯を食いしばりっぱなしに
第1ステージで固まると
かかとが浮く＝「上がる」

集中の第2ステージ

そして次に、2段目の噴射。唇にギュッと力が入ります。「唇を真一文字に結ぶ」あるいは「唇をへの字に結ぶ」と表現されるような緊張です。よく姿勢を良くするために「肛門をギュッと引き締めろ」といわれますが、唇と肛門は同時にギュッと縮みます。つまり、食べ物の通り道（＝消化管）の入り口と出口が一緒にギュッと縮むわけですね。「気をつけ」の姿勢のイメージです。肛門と同時に骨盤の底全体が縮み、唇だけでなく頭のてっぺんも縮んで尖《とが》ります。ここで実行体勢に入るわけです。

この第2ステージでは、もうひとつの問題があります。左側の方が右側よりも縮みやすいことです。左側だけが緊張した段階で足踏みしていると、気分が良くありません。第1ステージと第2ステージの間で「宙ぶらりん」になるわけです。

左ばかりがどんどん縮んで、左右の差が大きくなると、イライラしやすくなり

集中の第2ステージ

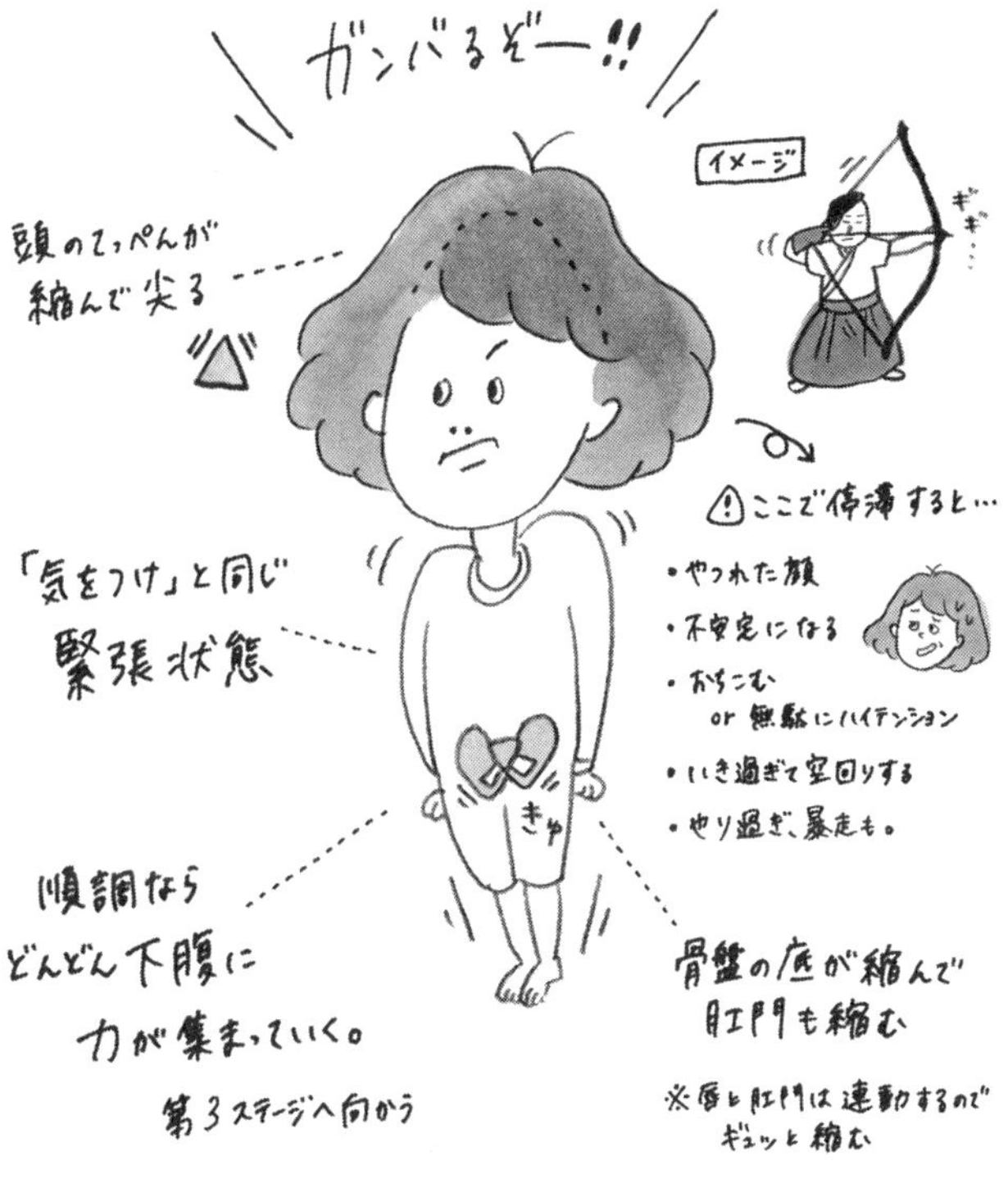
ガンバるぞー!!
イメージ
ギギ…
頭のてっぺんが
縮んで尖る
「気をつけ」と同じ
緊張状態
ここで停滞すると…
・やつれた顔
・不安定になる
・おちこむ
or 無駄にハイテンション
・いき過ぎて空回りする
・やり過ぎ、暴走も。
きゅ
順調なら
どんどん下腹に
力が集まっていく。
第3ステージへ向かう
骨盤の底が縮んで
肛門も縮む
※唇と肛門は連動するので
ギュッと縮む

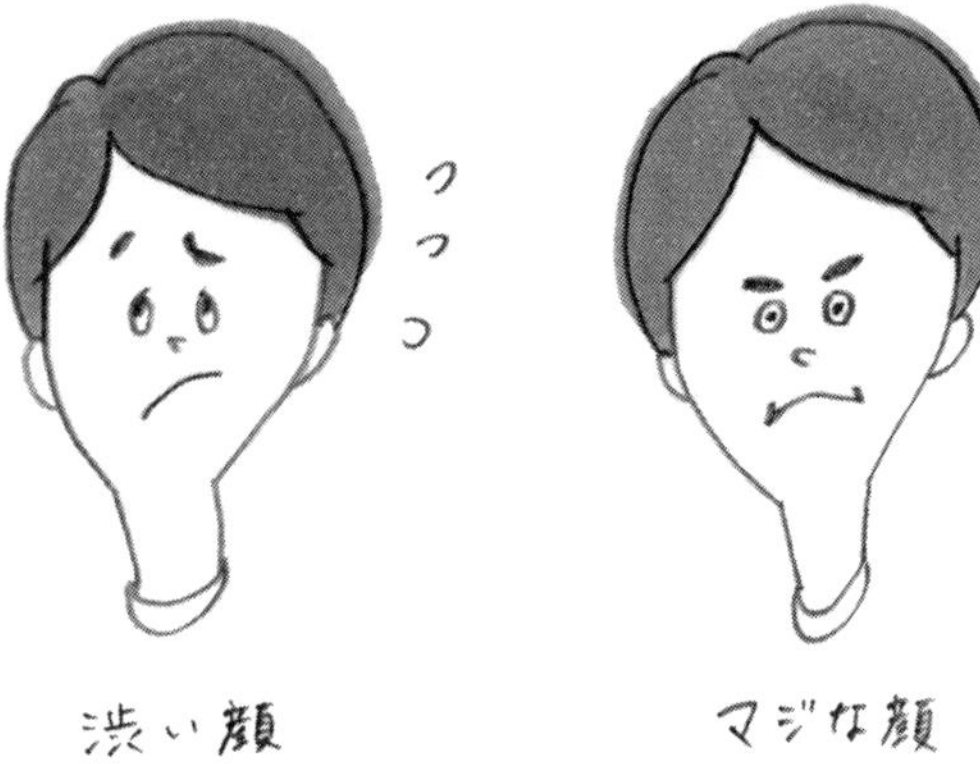

ます。はじめる前からやる気がなくなる場合もあります。考えがループして前に進まなくなりやすく、気分が暗くなることもあります。

　できれば右側も同時に縮んで欲しいのですが、やりたくないことをやる時ほど、左と右のタイムラグが大きくなりやすく、大きな集中を必要とする時も同様です。顔の表情でいえば「嫌な顔」とか「渋い顔」という状態ですね。ちょっと引きつっているわけです。

　うまく右側も縮むと「真剣」な顔つきになります。「真剣な顔」とは左右対称に引き締まった顔です。とくに口元が引き締まって、唇が硬く薄くなります。何かを必死に我慢したりする時も、こういう表情と体勢になります。

「真剣な顔」か？　「渋い顔」か？　左右の緊張の微妙なバランスで、気持ちのありよう、集中の仕方は大きく変わります。

この第2ステージの状態までは意識的に集中できます。つまり嫌々でも、渋々でも、やりたくないことでも、頑張ればこの状態にまではなるのです。「体罰」などで緊張感を与えることでも可能です。ショックを受けたり、びっくりしたりする時にも同じ状態になるのです。

ただし、この段階で固まってしまうのは良いことではありません。この段階より一段深い集中状態があります。次のステップは無理矢理、また意識的にいくのはなかなか難しいです。子どもの頃何かに夢中になった――あの感じです。それはお腹の底から湧《わ》いてくるものです。

集中の第3ステージ

3段目の噴射。目と目の間が縮み、目線も内に寄ります。瞳が輝き、頬のまわりの筋肉に張りが出てプリッとして輝きます。この時後頭部もギュッと縮みます。同時に、骨盤では上の方がギュッと縮みます。お尻（骨盤の筋肉）も引き締まって、プリッとします。骨盤の上の方が縮むためには、骨盤底《こつばんてい》が縮みすぎているとうまくいきません。骨盤底に弾力が必要です。

うまく上の方が縮んでくれた時は、集中しきって、静かな集中感と、その後の気持ちよい疲労感がやってきます。

第2ステージの骨盤底の緊張は、頭のてっぺん、顔では口のまわりの動きと連動しています。3段目の集中にいくためには、口元は少しゆるんでいる方がいい。集中してくると唇をちょっとなめたり、舌の先を唇や上下の歯の間に入れる人もいます。そういうのも無意識に身につけた集中法です（「ぽかーん」としたり

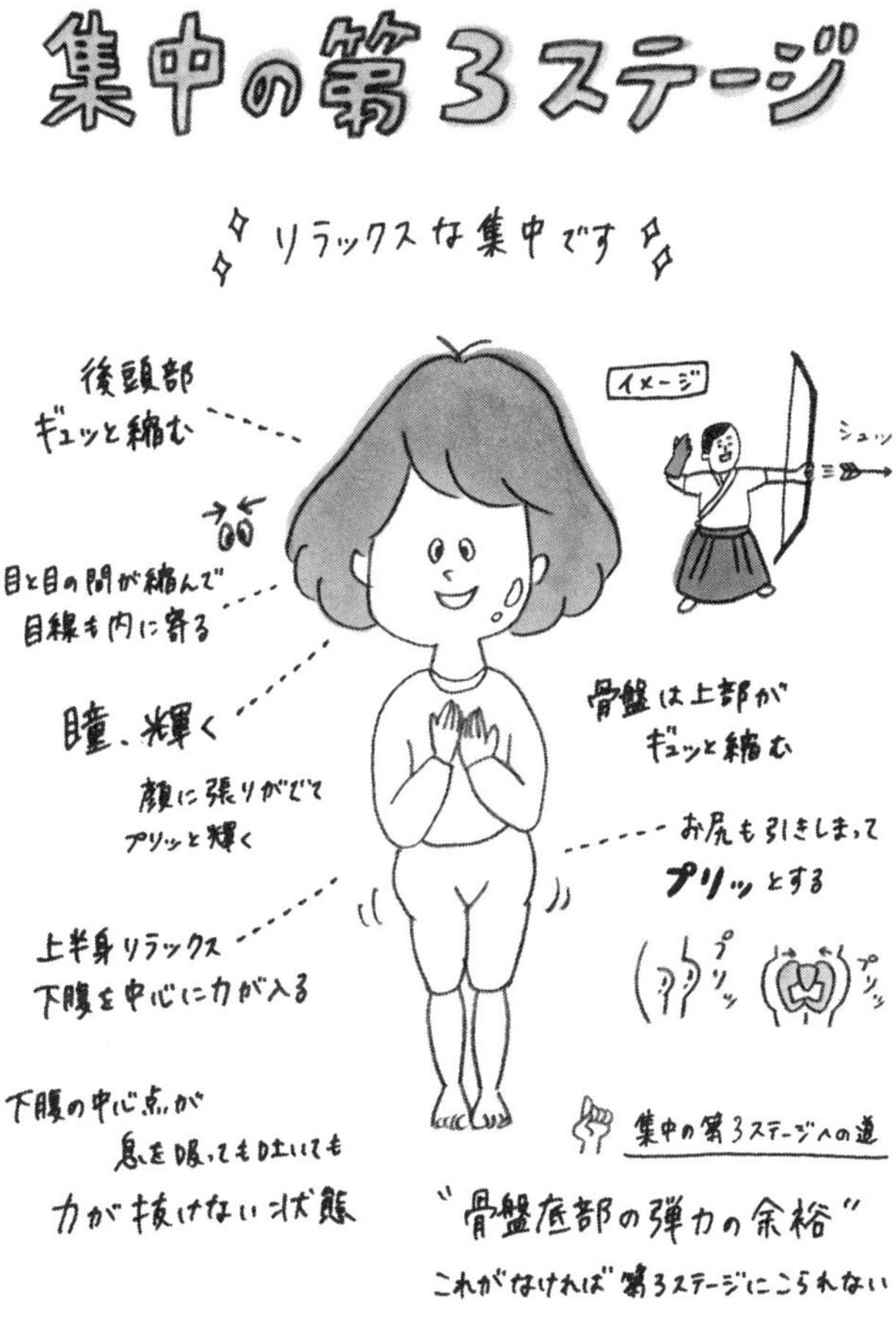

集中の第3ステージ
リラックスな集中です
後頭部
ギュッと縮む
目と目の間が縮んで
目線も内に寄る
瞳、輝く
顔に張りがでて
プリッと輝く
上半身リラックス
下腹を中心に力が入る
下腹の中心点が
息を吸っても吐いても
力が抜けない状態
イメージ
シュッ
骨盤は上部が
ギュッと縮む
お尻も引きしまって
プリッとする
プリッ
プリッ
集中の第3ステージへの道
"骨盤底部の弾力の余裕"
これがなければ第3ステージにこられない

ます）。

「ぼーっ」としたりする時には、もっと口元がゆるんで、よりリラックスしています）。

イライラしている時に「チェッ」と舌打ちするのも、人から見て感じは良くありませんが、口元をゆるめて、興奮を鎮める方法です。集中すると「独り言」が多くなる人もいます。やはり余分な緊張をゆるめます。人それぞれですね。

唇を「チュー」の形に少し尖らせるのも、口元の緊張をゆるめるのに有効です。

赤ちゃんがおっぱいを吸う時、指しゃぶりをする時も、この集中の体勢になります。試しに指をくわえて、強く吸ってみましょう、頭の後ろがキュッと引き締まる感じ、下腹がキュッと引き締まる（＝骨盤の上の方が縮む）感じが分かると思います。成長しても身体の芯に備わっている「本能の集中」と言ってもいいですね。

ただ、やはりというか、当然というか、勉強のような楽しくないことの場合は、こういう集中のプロセスが滑らかにいきにくいのです。またムリにでも集中することを身につけた人は、第2ステージのところでいきすぎてしまって、後で不調を起こすことが多くなってしまいます。集中力、体力のある人の方がそういう罠にはまる可能性は大きくなるのが困ったところです。

つまり「勉強」のような、やりたくなくてもやらなければいけないことほど、集中しきって気持ちよく疲れる「良い集中」のプロセスに到達しにくい。結果として、終わった後に疲労感が残りやすいのです。「勉強」の中に面白いことを見つけられる人は、ここをクリアできる可能性が高くなります。

第3ステージのもうひとつの鍵は、骨盤底部の弾力の余裕でしたね。これはリラックスする時に思い切りゆるむことから生まれます。良いリラックスが良い集中を生むのです。

リラックスのプロセスも見ていきましょう。

笑うと気分がいいのはどうして？

笑うから楽しいのか？（楽しいから笑うのか？）「ナチュラルな笑い」

自然に「笑顔がこぼれる」うれしいことがあると「思わず口元がほころぶ」、ナチュラルな笑いですね。ことがあります。子どもの笑顔はそういうナチュラルな笑いですね。

サルも、とくに子どもは遊んだり、じゃれたりしている時によく笑うそうですから、楽しいから笑うという、ナチュラルな笑いは起源が古いわけです。

ただ人間の笑いは「知能の進化」のせいか、もう少し複雑です。

緊張したり、我慢したり、頑張ろうとしたりすると、口元はギュッと縮みます。笑いが出るということは、その口元がゆるむわけです。緊張がゆるむと同時に、口元もゆるむ。だから緊張が続いた後で「ホッとした」時にも笑顔になることがよくあります。

集中する時もそうでしたが、口元と骨盤底の動きは連動します。試しに口元を思い切りギュッと縮めてから、笑顔になってみましょう。その時同時に、骨盤の底＝肛門周辺が、唇の動きと一緒に、縮んだりゆるんだりするのを体感できるでしょう。

口元がゆるむと骨盤底もゆるみます。楽しい・ホッとする＝口元・頭・首がゆるむ↓骨盤底がゆるんで気持ちいい。顔がほころぶだけでなく、全身が一緒にリラックスするのですね。笑いすぎておしっこが漏れたりするのも、骨盤底がゆるむからです。顔と一緒に骨盤も笑っているのです。

ギャグや面白い話で意図的に人を笑わせたり、笑いそのものを求めるのは「高度な笑い」のパターンといえます。リラックスするから笑うというよりは、笑うことでリラックスする、楽しくなるという逆のプロセスです。

この頃では、気をゆるめる暇がなくて、自然に笑いがこぼれるチャンスが少ないせいか、大笑いしたいという欲求は強くなっているようです。テレビでもYouTubeでも「お笑い」人気は定着して、「芸人」を目指す若者もずいぶん増えました。

「大笑い」には、口元がゆるんでリラックスすることにプラスして、大きく息を吐く効果があります。緊張が続いて、「息がつまって」呼吸が浅くなる＝息を吐ききらないうちに吸ってしまい、緊張がゆるむ隙がない、という悪循環を断つこともできるのです。

ナチュラルな笑い、大笑いは口元がゆるんで唇の端が持ち上がり、歯が見える状態になります。口元だけでなく、同時に目も笑います。目尻にはしわが寄ります。口元がゆるむ一方で、目のまわりの筋肉が縮んで、目と目の間も縮みます。骨盤も同時に「集中の第3ステージ」の時と同じように、上部がギュッと縮みながら底部には弾力の余裕があります。ですから笑い終えた後も気持ちいい解放感があって、気分がいいのです。

つまりナチュラルな笑いは、良質な集中と同じです。良い集中状態に達した時にも、自然に笑みがこぼれることがあるのです。

ナチュラルな笑いのもうひとつの特徴は、左右対称であることですね。「苦笑い」や「皮肉笑い」、「お世辞笑い」では左右が対称にならない。半面だけ笑っているような表情になります。

追い詰められた時の笑い

楽しかったり、面白い時ばかり笑うかというと、そうばかりではないのが、さらに人間の複雑なところです。

例えばニュース映像などで「謝罪会見」をしている人の表情を見ると、たいがいは口元をギュッと縮めていますが、中にはニヤニヤしているように見える場合があります。いじめなどの場でも、いじめられている当人が笑っているように見える場合があります。「何でヘラヘラしているんだ?」と思われてしまうことが多いのですが、楽しくて笑っているわけでも、余裕があるわけでもないのです。

追い詰められて緊張の極点になった時、耐えきれなくなって、緊張をゆるめようとして口元がゆるむ場合があるのです。この場合は、目は笑っていません。本人は必死なのです。

それ以外にも「不敵な笑い」「嘲《あざけ》り笑い」など余裕を見せようとする笑いや、相手を下に見る笑いもあります。こういう場合も目は笑っていません。口元も左右非対称で片方だけ笑っている場合の方が多いです。素直には笑いにくい状況なわけですから。

作り笑いは疲れる

お店やホテルなどの「おもてなし」の場では、お客さんをなごませたり、気分良くするために笑顔で接客します。無表情より笑顔の方が気分がなごみますね。笑顔が人を受け容れたり、歓迎したりするサインにもなり、いい笑顔に出会えば、自然に自分もほぐれて笑顔になれます。

ただし、「心からの笑顔」と「仕事上の笑顔」は同じではありません。接客業の場合は、最近では「笑顔の訓練」をするようです。唇の端を引き上げれば、とりあえず笑顔に見えます。ただ意識的に笑おうとする場合、「不器用」な人は、引きつってしまってうまくいきません。なかなか左右対称にならないのです。基本的に左側の方が唇を引き上げやすく、右の方が左より後れますが、大きく動きやすいという傾向があります。ちょっとだけほほえもうとすると左側が持ち上がり、もっと一生懸命笑おうとすると、右の方が大きく持ち上がります（試してみてください）。

笑顔が上手な人は、左右対称にさっと笑顔を作ることができます。得意不得意はありますが、ここまでは訓練すればできるようになります。さらに唇だけでなく、目も一緒に笑わないと「心からの笑顔」にはなりません。役者はちゃんとそういう笑顔を作ります。芝居やドラマの中では場面設定があって感情を込めやすいですが、接客の現場では、毎回感情を込めるのは難しいです。

接客の仕事が終わった後で鏡を見たら、「笑顔が顔に張り付いた」ようになって固まっていることに気がついたという人がいました。とても集中力があって、笑顔を作るのが「才能」といっていいくらい上手な人でした。「上手」なだけに、笑顔が固まるほどになるのです。程度の差はあっても、接客で笑顔を作っている人は「笑顔が固まる」＝「顔がゆるまない」＝「疲れが残る」という状態になるのです。

場合によっては、お客さんの苦情を、笑顔で、あるいは「共感」の表情で聴かなければなりません。笑顔や共感の表情は、全身の構えで支えています。骨盤をギュッと縮めて、下腹に力を入れて集中しているわけです。

例えば、うんこが出る時、当然ですが、肛門がゆるみます。気持ちいいですし、自然に口元もゆるみます。ではここで、試しに「エアうんこ」をしてみてください。肛門をゆるめて下腹に力を入れますね。

うまく肛門がちょっとゆるめば、口元もちょっとゆるみます。自然に出る時と違ってムリがありますから、力みすぎるとかえって肛門がゆるまず、唇にも力が入りますね。

また、うんこやおしっこを我慢している時も、笑おうとしたら引きつります。文句を言われている時に笑顔を作るのも、「我慢＋笑顔」で同じことになります。作り笑い＝「エア笑い」は「エアうんこ」と同じであちこちにムリな力が入って、身体のあちこちに、引きつれが残るのです。

感情が伴わない笑顔は、見た目は同じでも、やはり硬いのです。

これが疲れなのです。顔の中にもやつれや引きつれが残りますが、同時に、顔の表情の動きとともに縮んだりゆるんだりする、首や肩、背中や腰・骨盤にも「疲れ＝引きつれ」が残るのです。固まってゆるみにくくなっているところが、「疲れ」の正体です。

つまり、心の疲れ（気づかいの疲れ）や痛みと、身体の疲れや痛みは連続しているわけです。

疲れを感じるのはどういう時？

うんと集中している時は、顔も全身も左右均等に緊張しています。限界がくると右側が先にギブアップします。右から先にゆるんでくるのです。左右の緊張の落差がある程度以上大きくなると、疲れを感じたり、凝りや痛みを感じたりするのです。そうなったら休めばいいのですが、実際には勝手に休めない（授業中に疲れたからといって「あくび」もしにくいし、机の上に足を載せるわけにもいきません）ので、左右不均等に疲れは残るのです（「あくび」は我慢しないで、こっそりとでもやった方がリラックスできて、疲れはとれます。「あくび」の練習を小学校の体育なんかで「リラックス体操」としてやってもいいのではないかと思いますが、実現しそうにないですね。教育というとどうしても集中することばかりが強調されます）。

すごく頑張っていて、仕事や勉強の途中で疲れを感じない場合は、終わった後のリラックスしていく過程で、はじめて疲れを感じます。

交通事故などで強く身体を打つと、事故の直後はどこも痛くないのに、後からあちこち痛くなってくる場合があります。直後は身体が興奮・集中状態で、左右均等に緊張して身体を守っているのです。少し時間が経ってから、ゆるみやすいところ（直接打撃を受けたところから遠い部分）からゆるみ始め、ショックが残って縮んだままのところに痛みが出るのです。もっとゆるんでいくと、それに応じて痛みの場所も移っていくことも多いわけです。

感情的ショックからの回復の途中で笑う、泣く

一瞬感情を失うような大きなショックを受けた時、すごくびっくりした時も表情が固まることがありますね。

こういう場合も左右対称になります。ショック状態からちょっと気がゆるむと、右側が先にゆるんで一瞬「半笑い」になったり、さらにどっと疲れを感じたりします。すごく頑張ったり、興奮したりした時も同じようなことが起きます。疲れや痛みを感じるのは、身体が回復してゆく途中のアンバランスの中で起きるのです。

ですから、早めに疲れを感じている方が「被害」は少ないのです。「すぐ疲れる」からといって、悪いことばかりではありません。体力・集中力のある人の方が疲れも溜め込みやすいといえます。

このように表情が左右対称になるのは、集中・興奮度が高い時でもあります。「ナチュラルな笑い・大笑い」「上手な作り笑顔」「集中・興奮・真剣」「大きなショック・驚き」など、どの場合も集中度が高いという意味では同様なのです。

すごい興奮の後で緊張がゆるんで、涙があふれてくる場合もありますが、涙が出る時は左右が一気にゆるむ場合で、ゆるみ方としてはむしろ良いパターンといえます。気分も早く回復しやすいです。喜びですごく興奮した時も、涙があふれることがあります。

泣く時も左右対称になります。「悲しい」という感情が出てくる時、すでに左右が同時にゆるもうとする体勢が整っているのです。とてもつらい緊張状態から、ゆるんでいく過程で「悲しい→泣く」ことは、良くない経過ではなく、むしろ速やかで素直な経過なのです。子どもの方がすぐに悲しくなって泣いてしまいますが、その分立ち直りも早い。残念ながら、大人になるほど「我慢の時間」が長くなり、左右非対称に（＝つらさや疲れ、痛みを感じながら）ゆるんで回復に向かう場合が多くなります。素直に泣くこともできにくくなり、立ち直りも遅くなってしまいます。

怒ってすっきりする時、しない時

いらついた時の怒り、八つ当たり的怒り、つまり普通の怒りの場合は、左右非対称で顔が歪みます。怒りや悲しみで「顔が歪む」という表現がありますね。感情が一部抑えられている場合はずっと歪んでいます。怒りも、イライラを感じる時のような中途半端な怒りだと左右非対称です。顔も歪みますが、身体全体に捻れます。怒りの顔を作ってみてください。身体も一緒に捻れるのが体感で分かると思います。

ところが、本当に爆発する時、大きな怒り、社会正義的な怒りの場合は左右対称になります。左右対称な怒りは感情も発散し、気分もすっきりします。八つ当たりのような非対称な怒りは、感情は発散せず、消化不良で嫌な気分が残ります。悲しみも、外に表れないようにこらえて、抑えられている間は左右非対称で歪みますが、「手放しで泣く」状態になると左右対称になって感情が発散し、全身がゆるみ、興奮は鎮まって、気分が落ち着きます。

悲しみと共感の表情は似ている

また、人の悩みや悲しみを共感しながら聴く時の表情は、悲しみの表情に似ています。少し眉を寄せて引き上げる表情になります。

首を少し傾けると、より親しみを持って共感しているように見えます。実際、首がまっすぐの方が真剣に聴いているように見えますが、少し首を傾けた方がなごみやすく、感情が解けやすくなります。首を少し傾けることは、耳を傾けることでもあり、相手を受け容れようとする姿勢の表れでもあるのです。

人は無意識に、悲しみには悲しみの表情で応えようとし、笑顔には自然に笑顔で応えようとします。悲しみはそれを感じる時すでに、乗り越えようとし始めています。吐き出されれば、軽くなり、笑顔が戻ります。幼い子どもは短い時間のうちに悲しみ、泣いて吐き出し、すぐに笑います。「苦笑い」などしません。泣く時にはすでに顔の歪みがなくなって左右対称の発散体勢になっているわけです。泣いてすっきりすると、笑顔になりやすいわけですね。

また「もらい泣き」という言葉があるように、泣くこと自体が共感、共鳴を誘う場を生みます。同じように本物の笑顔には、楽しい感情や、安らぎ、共感の場を広げる力があります。

このように、感情と顔の表情を見てみると、左右対称な時は特別な時で、ほとんどの場合は少し歪んで、左右非対称です。

また左右対称は美しさの基準でもあり、神々しさを表します。格別なのです。美人女優といわれる人たちは左右の対称度が高い人たちです（最近はデジタル技術で左右対称にいくらでも加工できるようですが）。

ただし、ずっと表情の動きがなく固まっていると、「仏頂面《ぶっちょうづら》」といわれ、無表情・無感情に見えたり、冷たく見えたりします。「美人すぎて近寄りがたい」とか「冷たく見える」といわれてしまう場合もあるのです。

「神様」と「人間様」の違い

ちょっと畏《おそ》れ多いですが、人間と「神様」の表情の違いを見てみましょう。次のページにあるのはどちらも仁王像ですが、上の仁王像の顔は左右対称で、神様（仏様）っぽいですが、下の仁王像は左右非対称で、何だか人間的な感じですね。現実には人間の場合、こっちの感じの怒りの場合がほとんどなのです。76ページ右、奈良の大仏のような完璧な左右対称。これが仏像の基本ですね。完璧な静寂の表情です。

76ページの左側の「木喰仏《もくじきぶつ》」はちょっと人間的です。口元が左右非対称です。77ページの「興福寺阿修羅像」は最も人気のある「仏像」でしょう。仏像であるにもかかわらず、高貴には見えますが人間的です。はるかな「悟り」への道の途中で迷う、純粋な、悩める若者に近い。

向かって左は唇を噛みしめ、目をつり上げて怒っているように見える。右は瞳が内側やや下に向き、唇はきゅっと結ばれていて、悩み、内省しているように見える。中央は目線が前を向き、口元はややゆるんで右端（向かって左）がやや持ち上がって表情が動こうとしている（ほほえもうとしている）ように見えます。立ち上がって、次のステップへ成長しようという明るさも感じます。眉も内側へやや寄せている表情が「感情」がそこに宿っていて、とても「人間的」なのです。

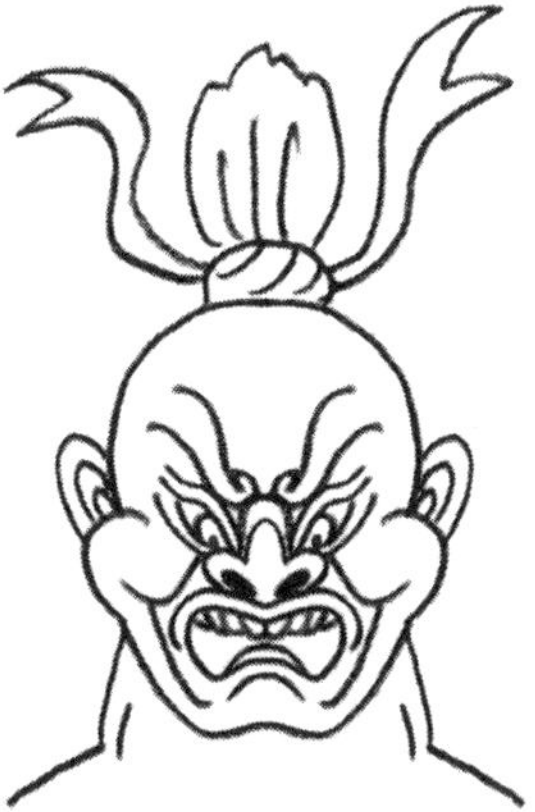

本当の怒り、正義の怒り

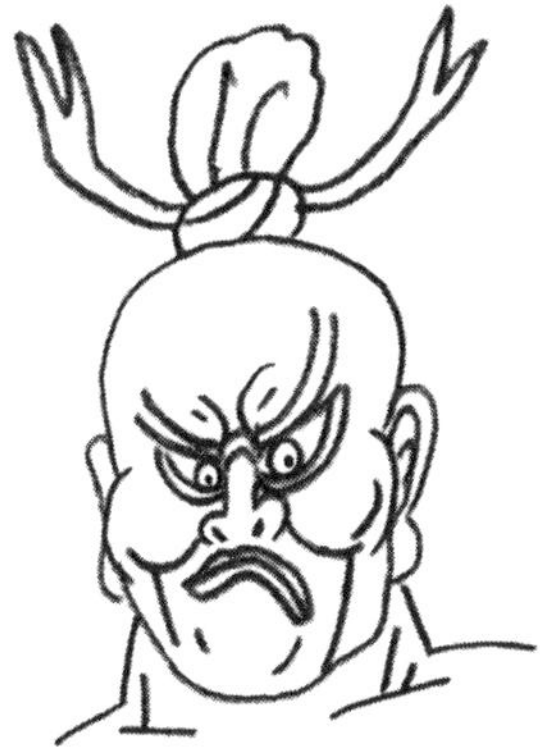

不満の怒り、八つ当たり、人間的

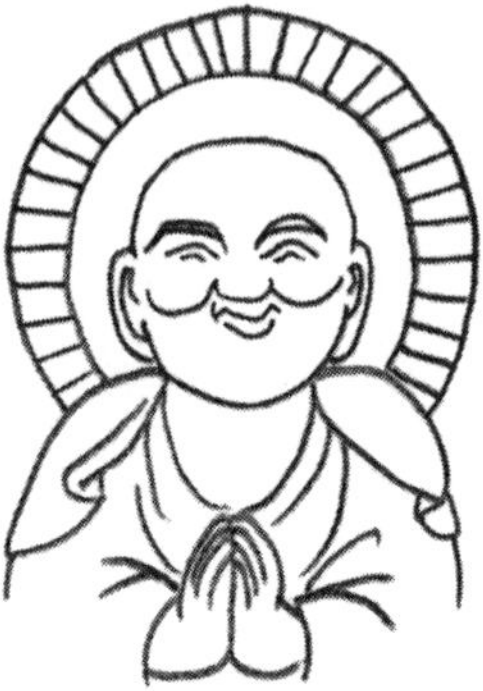

ちょっと人間的、
口元が左右非対称

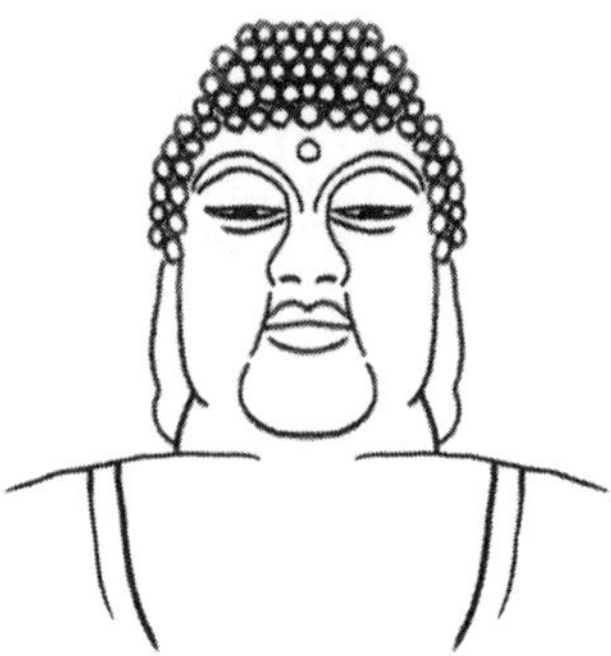

左右完全対称、半眼
＝静かで厳か、神々しい

人間は基本的に「悟って」はいないので、表情も身体のバランスも次々に動いてゆくのです。阿修羅像は、畏れ仰ぎ見る「仏像らしい仏像」ではなく、思わず共感したくなる人間的な要素がそこにある、希《まれ》な仏像だということですね。

逆にいえば、人間は仏陀のような「不動の身心の境地」にはなれないし、「不動の境地になった」と思ったら、その時すでに興奮がいきすぎていて、次の瞬間にはガクッと落ち込むのが「人間らしさ」でしょう。

盛り上がり、頑張り、そして疲れて

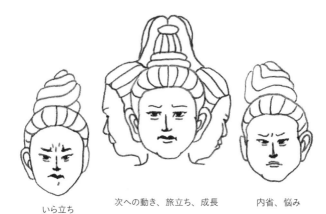

いら立ち

次への動き、旅立ち、成長

内省、悩み

休み、回復して再び盛り上がる。そういう波の中で、常に動き続けるのが生きていることだと思います。動きが途中で固まって、次への動きがつかえてしまうと、身心の疲れや痛みを感じ、気分が悪い。滑らかに次へつながっていけば、気分が良いのです。

第2章

自前の「体調アプリ」を使ってみよう

身体が楽になるしぐさ

あくびや伸びのような、誰の目から見ても分かりやすいリラックス動作をはじめとして、日常の何気ないしぐさをよく見ると、何かに集中したり、気分を切り替えたり、リラックスしたりするための「身体の知恵」が、たくさん発見できます。

人それぞれのしぐさの癖も、見方を変えれば身体を楽にするための技です。身心を快適にするためのアプリケーションが、いろいろ組み込まれていると言ってもいいでしょう。

日頃、無意識に行っている動作を「整体目線」で見直して、身体の働きを快適にするための自前「アプリ」を検証してみましょう。

第1章でも表情について触れましたが、まずは一番目に見えやすい顔の表情から、さらには首・胸・腹・腰と、全身がつながって動いていることを体感しながら、身心一体の動きを確かめていきましょう。

緊張を和らげる「まばたき」

興奮したり、集中したりすると、眼を大きく開きます。同時に顎を引き、目線は少し上向きになります。目の前のことでなく、自分の「頭の中」で、はっと何かを思い出したり、思いついたりすると、眼はぱっと上の方に向きます。目線も「空の方」に向くわけですね。

また、逆にリラックスしていると、眼の開き方は小さくなり、さらにゆるむと瞼《まぶた》が下がってきて眠くなります。目線は「俯《うつむ》き」加減になります。怒られて萎縮したり、不本意だったり、がっかりしたり、テンションが下がる場合も「伏し目がち」(=眼の開きが小さく、下目線)になりますね。

集中・緊張しなければいけないことが続くと、瞼を持ち上げる筋肉は(眼を上向きにする筋肉も一緒に）緊張したままの状態になります。瞼を「まばたき」するのは、瞼と眼を動かす筋肉の緊張をゆるめようとするものだと想像がつきますね。腕や脚が疲れてくると、自然に曲げたり伸ばしたりしたくなるのと同じです。

プレッシャーがかかって緊張、興奮している時に、まばたきが多くなることは、緊張を和らげるのに役立っているわけです。まばたきがあまり激しいと、それ自体がストレスになることも考えられますが、最近問題なのは、むしろまばたきが少ない人が多くなっていることです。パソコンやスマホのモニターを長時間集中して見ていると、まばたきが少なくなると言われています。つまり瞼や眼を動かす筋肉が長時間の慢性的緊張で固まって、まばたきしにくくなっているのでしょう。

まばたきは涙（天然の目薬）で眼を潤して、眼の疲れを防いだりもしています。まばたきは天然のリラックス運動です。

眼が疲れると耳が硬くなる？

眼の緊張、興奮と関連して、耳の筋肉も実は働いています。人間の場合、耳を動かす筋肉（耳介筋《じかいきん》）のコントロールは相当退化していて、犬や猫と比べるとほとんど動かせないと言っていいくらいですが、それでも緊張すると耳の筋肉も緊張するのです。犬や猫が警戒するときに耳をピンと立てて、レーダーのように動かす動きが、人間にもいくらか残っているのだと思います。緊張＝警戒態勢では耳の筋肉を使っているのです。逆に「耳の緊張」をゆるめてやると、頭や首の緊張がゆるんでリラックスできます。

◉耳と眼をゆるめる

①まず耳のすぐ後ろの頭蓋骨の表面に指先で軽く触れておきましょう。眼を閉じた状態から眼を大きく開いてみましょう。耳の後ろがぴくっと動くのが感じら

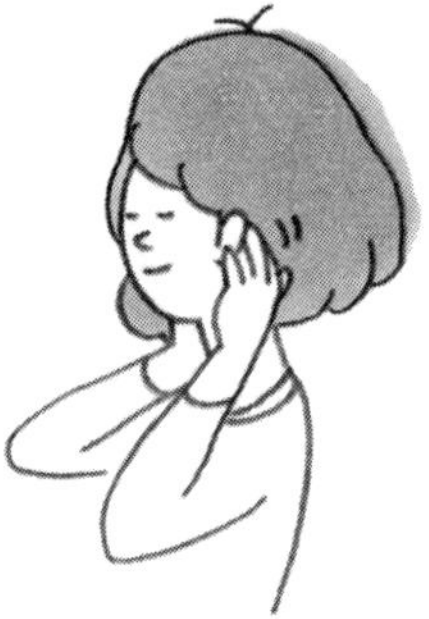

①耳のすぐ後ろに
軽く触れる

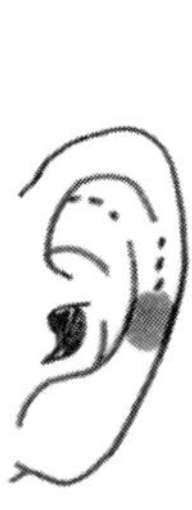

②耳の軟骨の
真ん中あたり

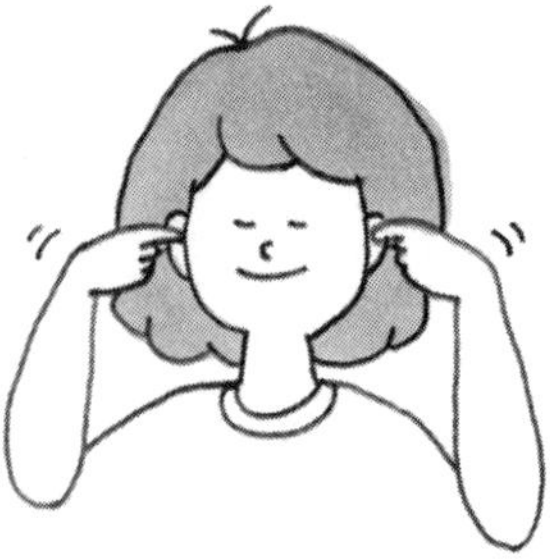

③耳を軽く引っぱる
そしてゆっくりゆるめる（数呼吸）

れるでしょう。頭や眼が疲れてオーバーヒートしていると、この耳の筋肉も硬くなりやすいのです。

②耳の筋肉が硬くなっている場合、耳の軟骨の真ん中あたりをつまんでみると、硬く感じます。

③そこで、耳を軽く引っぱって、一呼吸おいてから、数呼吸かけてゆっくりゆるめていきましょう。

耳の下から首にかけて温かくなってきます。うまくいくと額のまわりが涼しくなってきます。耳の軟骨がやわらかくなってきたらOKです。眼の疲れもとれます。

飲み込む時、首はどうなる？

誰もが毎日、何かを食べて飲み込んでいます。あらためて「飲み込む」ことを意識すると、かえって妙な感じがします。普段意識することはほとんどないからです。口の中が常に潤っているのは、普通は唾液が自然に出て、無意識のうちに、自然に飲み込んでいるからです。

唾をごくんと、飲み込んでみましょう。喉の真ん中あたりが動くのが分かりますね。何かを飲み込む時に動くのは、舌骨《ぜっこつ》という骨です。指でつまんでみると、動きがもっとよく分かります。

ここで顎をぐっと引いて、唾を飲み込んでみてください。そのままでは飲み込めませんね。少し顎を持ち上げて、首の緊張をゆるめないと、喉（舌骨）が固まったまま動けません。同じように唇をギュッと閉じていても、歯を食いしばっていても飲み込めません。つまり、緊張していたり、すごく我慢していたりすると首が固まって、飲み込めないのです。

逆に、唾を飲み込みやすいのはどういう状態でしょう。意識して大きく飲み込もうとすると、なんか不自然ですね。「飲み込む」という過程のほとんどが、意識ではコントロールできない「不随意《ふずいい》運動」です。余計な意識をしなければ、普通はもっと小さく滑らかに、自動的に動かしているのです。飲み込もうと意識しただけでも、ちょっと緊張するわけですね。

緊張していると、見た目にも首はきゅっと真っすぐになっています。首が少し横に傾いている方がリラックスして、フレンドリーに見えます。この時、飲み込みも滑らかになります。

赤ちゃんやペットを可愛がる時のおじいちゃんやおばあちゃんをイメージしてみてください。思わず表情がほころび、「よちよち」「〜でちゅ」とか「赤ちゃん言葉」になりやすいですが、同時に無意識に首を傾けて、首が一番ゆるんだ状態になっています。

なごんで人を受け容れやすい状態と、飲み込みやすい状態は同じなのです。人の話を共感しながら聴いている時も、首は少し傾いていますね。音楽を気持ちよく聴いている時もそうです。「耳を傾ける」ことは、「首を傾ける」ことでもあるわけです。

納得がいかない時、「首をかしげる」のはなぜ？

「人の話に、首をかしげる」という時はどうでしょう。この場合は、リラックスして首をちょっと傾けるのではなく、グッと強く傾けて飲み込みにくくなっているのです。「飲み込みたくない」「飲み込めない」という気分が首に表れるわけですね。「ふん、嫌だね！」という時は首をさらに捻ったりもします。嫌なことを渋々受け容れる時「条件を飲む」とも言います。飲み込むことは基本的に無意識なので、それを意識すること自体、抵抗感の表れとも言えます。

「どうも腑《ふ》（＝胃）に落ちない」（納得しきれない、疑問が残る）という感覚は、頭で納得してみたものの、何か気になるところが残る、何だか感覚的にしっくりこない、つまり一応飲み込こんではみたものの、胸のどこかでつかえているような気持ち悪い感じがあるということですね。「腑に落ちた」といえば、胸から胃にちゃんと下りて疑問が解消してスッキリした感じでしょう。

判断を迫られて、どうしたら良いか迷う時も、何かが喉や胸につかえているような感じがすることがあります。迷いが解消されると、喉から胸、みぞおちの緊張がほどけて、スッキリするのです。

言葉が出る前の、ハイハイを始めた頃の赤ちゃんは、何でも口に入れたがる時期があります。直感、本能的判断、好き嫌いの感情、拒絶や共感は、口に入れる、飲み込む、吐き出す、消化する（身体の一部にする）という消化管的働きと、成長してからも多分結びついているのです。

味わう、内容を咀嚼《そしゃく》する、内容を嚙み砕く、意味を嚙みしめるなどの表現は、単なる比喩というよりは、言葉やものごとの理解の基礎にあるというべきだと思います。英語の表現でも、taste（味わう）は、経験するという意味でも使われます。例えば taste defeat（敗北を味わう）のように、はじめて経験するとか、ちょっと経験するとかのニュアンスも含めて、「口に入れる」ことと、経験することには強いつながりがあります。

「状況を飲み込む」といえば、視覚・言葉による情報だけでない、空気感など直感的・体感的な把握を含む深い理解という意味になるでしょう。「飲み込みがいい」といえば、理解が速いこと、さらに「よく消化できている」は深く理解できていること、「こなれた技術」は深く体得された技術ということになりますね。

もう一方で、「鵜呑みにする」というと、吟味、判断なしに簡単に受け容れること、「丸呑みにする」（すべて受け容れる）も近いニュアンスですね。「スケジュールを消化する」「消化試合」といえば、とりあえず食べなければいけないから食べたというような、意味がない、価値が薄いことの表現になります。これは、口に入れて、飲み込んで、消化することは、機械的で、意味なく進行するものだ、考えているのは頭だけという「頭優位」の考え方の反映といえるかも知れません。

頭の方がいつも正しいのか、偉いのか、本当はどうなんでしょう？　胃腸の動きが、頭の思い通りにはならないことだけは確かですが、よく吟味してみたいですね。

◉舌骨をゆるめて、リラックスしてみよう

舌骨（唾を飲み込む時ゴクンと動くところ）に親指と人差し指でそっと触れます（指先よりも指の腹のあたりの方がいい）。舌骨の上下に筋肉があるのが分かります。ふわっと触れたまま、首の角度を少しずつ変えてみて、この筋肉が一番やわらかくなるポジションを探ります。あるいは触れている指の方を少し動かして、やわらかくなるところでそのままそっと、触れるか触れないかくらいの感じでしばらく置いておきましょう。舌骨のまわりが温かくなってきます。触っているうちに、指先に力が入ってしまいやすいので、気がつ

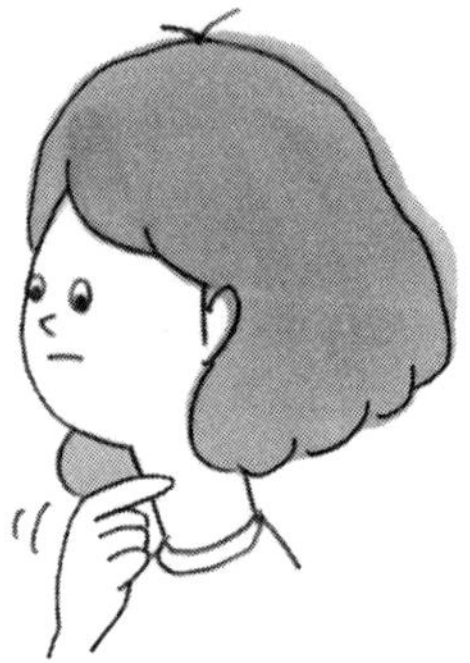

親指と人差し指で、
舌骨にそっと触れる

いたらゆるめましょう。

温かさとともに、湿り気を感じるようになればさらに良いです。喉から首・頭・眼、そして全身へリラックスの波が広がっていきます。

頭や眼が疲れた感じがする時、リラックスしたい時、いつでも使える方法です。

「唾をゴクッと飲み込む」理由

こういう経験は、誰にでもあるでしょう。びっくりしたり、興奮したりした時、思わず唾を飲み込むことがあります。緊張していると飲み込めないことを体感してみましたが、これは逆のパターンです。唾を飲み込むことで、緊張をゆるめ、興奮を鎮めようというのです。

中国の健康法（気功など）では、唾液のことを「津液《しんえき》」といって、歯茎の根本の唾液腺を舌の先で刺激して、意識的に唾液を出して飲み込むことが健康につながるとされてきました。

緊張すると唾液が出にくくなって口が乾きやすくなりますね。緊張で交感神経が興奮すると、胃腸の動き（＝副交感神経の働き）が抑えられて、唾液までストップするわけです。そこで唾液を出して飲み込むことで、逆に副交感神経を働かせて、交感神経の興奮を鎮める（リラックスする）こともできるのです。緊張が続いたら、意識的に唾を飲み込んでみるのも、気持ちをリセットするひとつの方法です。

牛乳を立ち飲みする時、腰に手を当てて「仁王立ち」になるのはなぜ？

瓶で飲み物を飲もうとする時、こぼれないように首を反《そ》らします。立った姿勢で、首を反らして唾を飲み込んでみてください。相当飲み込みにくいですね。そこで今度は、腰に手を当てて飲み込んでみましょう。この方がちょっと飲み込みやすいのが分かると思います。腰に手を当てると、首の緊張がゆるむのです（肩甲骨が少し持ち上がってゆるみやすくなる)。

立った姿勢で顎を引いて首を緊張させて、両手を重ねて下腹の前に置いてみましょう。姿勢が落ち着く感じがすると思います(こちらの方は首の付け根のあたりがゆるみ、胸もゆるみやすくなる)。人前で話をする時など、腰に手を当てていると威張っているように見えてしまうので、こちらの方がやりやすいですね。

人前で注目を浴びると、ただ立っているだけで緊張します。どこに手を置いたらいいのか落ち着かない感じがした経験がある人は多いでしょう。アナウンサー

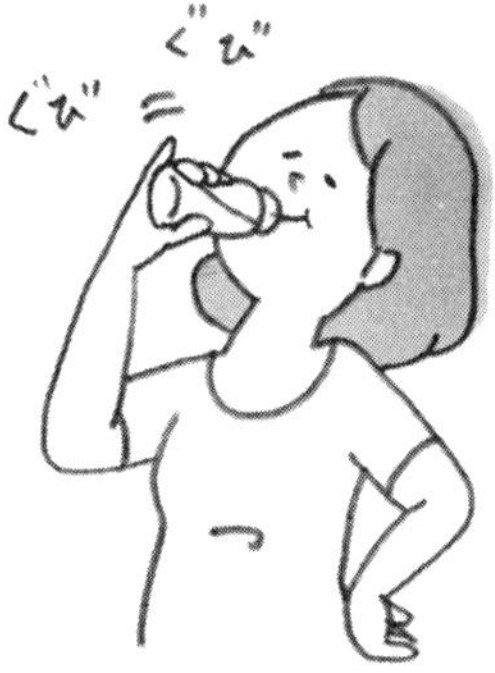

腰に手を当てて飲む

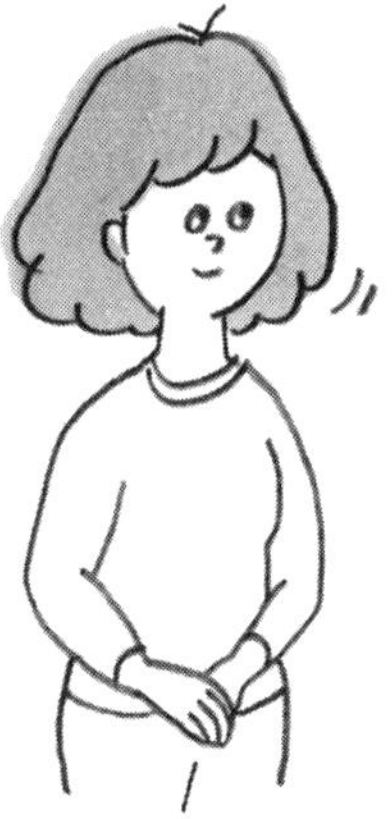
顎を引き、両手を
重ねて下腹の前へ

や漫才師など人前で話す仕事の人は、よくこの姿勢で立っています。本人も落ち着きますが、見ている方も、なんとなく安定感を感じますね。

怒る時や、説教する時にも腰に手を当てる人がいます。これも首の緊張をゆるめて、興奮を鎮めようとしているのです。

何かと腰に手を当てるのが「癖」という人は、疲れが首に溜まりやすいので、腰に手を当てて、首を休めているのです。首を中心に姿勢のバランスをとる傾向が強い人なのです。

「頬杖をつく」ことも、首の緊張をゆるめます。顎が前に出ている状態で頬杖をついていれば、首を完全にゆるめて、ぼーっとして休んでいる状態。顎を引いて頬杖をつく、あるいは「顎に手をやる」「顎を撫でる」しぐさもむしろ考えに集中しようとして、首の余計な緊張をゆるめているわけです。「頬杖をつくのが癖」という人は、やはり首に疲れが集まりやすい人です（↓「頭脳型体癖《たいへき》」）。

（138〜139ページに「体癖一覧表」あり）

◉首に手を当てて首をゆるめる（頭痛、眼の疲れ、肩の凝りにも有効）

椅子などに寄りかかって、首の後ろ側で両手を組みます。首を少し反らして、顔の向く方向を少しずつ変えてみて、一番楽な角度、方向を探ります（手で「首の一番楽な姿勢」を支えます）。

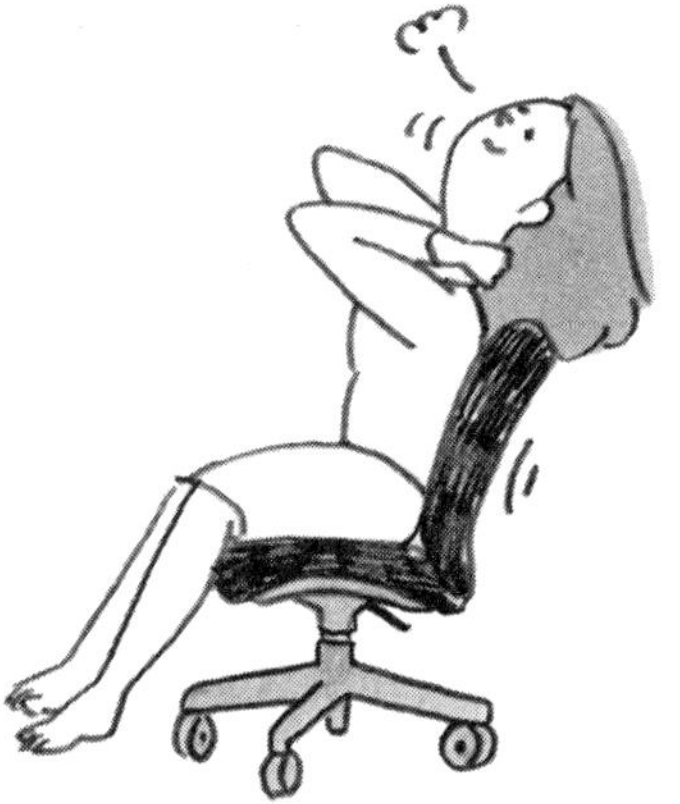

首の後ろ側で両手を組み、
首を少し反らす

手が触れているあたりが温かく、場合によっては熱くなります。額や肩の上、肘《ひじ》のまわりなどが涼しくなってきたら、よくリラックスできています。視界が明るくなって、眼も楽になります。涼しさを感じにくくても、肩や腕の力が抜けて、軽くなればOKです。

「前向きの姿勢」とやる気・元気・自信

強い関心があると「思わず身を乗り出し」ます。やる気がある時も「前向きの姿勢」になります。猫などの肉食動物が、今にも獲物に飛びかかろう、食いつこうとする姿勢も同じですね。一瞬で獲物に飛びかかれるように、前脚にぐっと体重を乗せる体勢です。

人間の場合2本足で立っているので、猫よりもこの姿勢はきついです。じっと「息を凝らす」(=息を止める) 体勢でもあります。楽しいことや本当に興味のあることの場合はまだしも、嫌々やる気を見せなければいけないことだったら、本当に「息がつまり」ます。上半身は「前向き」でも、腰が引けてしまっているので、上下バラバラの、嫌な感じの姿勢になるわけです。「嫌いな勉強」をしている時は、この姿勢を維持するだけでも疲れるのです。

好きなことを「追いかけている」時や、興味深い謎を次々解決していくような時は、どんどん前に進んでいますから、胸はのびのびとしています。むしろ楽しさで「胸は膨らんで」います。「息づまる展開」の中では興奮して胸も緊張しますが、解決に向かえば、一気に「胸がスカッと」します。

「胸を張って」いる姿勢では、のびのび呼吸をしています。元気や自信にあふれる姿勢なのですね。

逆に途中で立ち往生して、前に進めなくなると、胸は緊張して縮んできます。結果として息苦しくなるのです。

例えば、何かを考えたり、話し合っている途中で、煮詰まって前に進みにくくなった時にも、息がつまってきます。ため息をつくのも、つまっている胸をゆるめるための「呼吸法」といえます。

身体のどこかをリズミカルに動かすことでも、胸はゆるみやすくなります。例えば待ち時間などで、身体をゆらしたり、足をトントン踏み鳴らしたり、指でトントン叩いたりする人もいます。勉強中に「ペン回し」をしたり、膝や足首を動かすのも、リズムをとることで胸の緊張をゆるめているのです。

胸をゆるめる姿勢や動作はたくさんある

分かりやすいのは、「前向きの姿勢」を解除して、後ろに寄りかかることですね。

ただし友達や仲間同士ならいいですが、例えば「面接」の時に椅子に寄りかかっていたら、不まじめに見えてしまいますね。学園モノのドラマなどで、反抗的な生徒は、授業中に椅子にふんぞり返って座ったりしています。おまけに姿勢を斜めにしていれば、もっと反抗的に見えます。身体を捻《ねじ》るのは「喧嘩《けんか》腰《ごし》」ということなのです。

後ろに寄りかかる姿勢は、胸をゆるめて緊張をほぐすのですが、場面によっては「余裕を見せる」「偉そうにする」ことにもなるわけですね。真剣な態度を示すためには、前向きの姿勢（前に重心をかける）が必要です。また自信や積極性を示すためには胸を張っている方がいいですが、「そっくり返る」のは良くないのですね。仲間同士でも、場合によっては相手を見下す、馬鹿にするサインにもなります。一部の「不器用」な人以外は、相手によって、場面に合わせて自然に、姿勢を使い分けています。

「悪い姿勢」は悪いことなのか

例えば椅子に腰掛けていると、どんどん「悪い姿勢」になって、前かがみになってしまうこともよくあります。胸を張っていようとしても、疲れてくると、胸がどんどんすぼんでしまいます。すぼむ力に抵抗して、胸を反らすように姿勢を保つよりも、もっとすぼめてしまったほうがリラックスしやすいわけです。それと同時に、腰も曲がり骨盤も後ろに傾く「悪い姿勢」になります（とくに「呼吸器（イベント）型体癖」）。（135ページ参照）

こういう場合、姿勢を無理に直そうとしても、かえって胸が疲れて硬くなり、息がつまってきます。胸をゆるめてやれば、自然に姿勢は良くなるのです。

今の社会生活は、何事も時間に正確に、素早くすることを求められます。メールも「即レス」をくり返すということは、息つくひまもなく、頻繁に首や胸を緊張させているわけですから、いろいろな方法で胸をゆるめるようにしましょう。

両手を合わせると、胸も気分もゆるむ

人に頼み事をする時に、「お願い」と言いながら、両手をすり合わせたりするのは、相手に対して「身を縮める姿勢」をとると同時に、胸の緊張をゆるめる効果があります。また頼り、願い、祈りに似た姿勢でもあります。両手を合わせただけでも相手に対して敵意がないことを表します。

両手を合わせる姿勢は、指を曲げて組んだり、一方の手を他方で包んだり、いろいろバリエーションがあります。国や文化によっても、ある程度表す意味は違いますが、祈りや敬意、感謝のサインであることが多いですね。両手を合わせるだけで、自分の胸の緊張がゆるむばかりでなく、お互いの間の緊張もゆるむので

す。

手――とくに手のひらは、意思が表れやすいところです。相手に手のひらを見せることは、何らかの意思表明になります。両手のひらを見せながら高く挙げるのは「降参」、両手のひらを上にして見せることは「敵意がない」「隠し事がない」ということ、両腕と両手を広げることは、オープンな姿勢、相手を「迎え入れる、許す」サインになりますね。

手のひらを合わせると、手のひら同士の意思が打ち消しあうせいか、余分な意思が消え、委ねる、頼む、身を任せる、祈るという姿勢になるのです。

◉手のひらを向かい合わせる

①まず片方の手のひらで反対の手の甲に触れてみましょう。普通は手の甲側の（つかまれている）感覚より、手のひら側の（つかんでいる）感覚の方が圧倒的です。手のひらの方が支配的（コントロールする側）なのです。手のひら側の感覚が強く感じられるほど、緊張感が強い状態です。手の甲側の感覚の方が強けれ

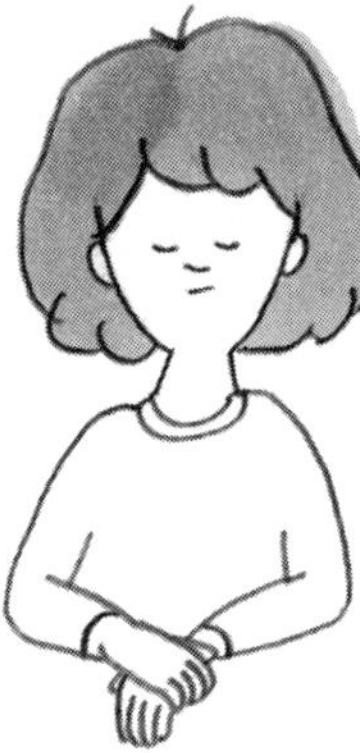

①手のひらで、反対の手の甲に触れる

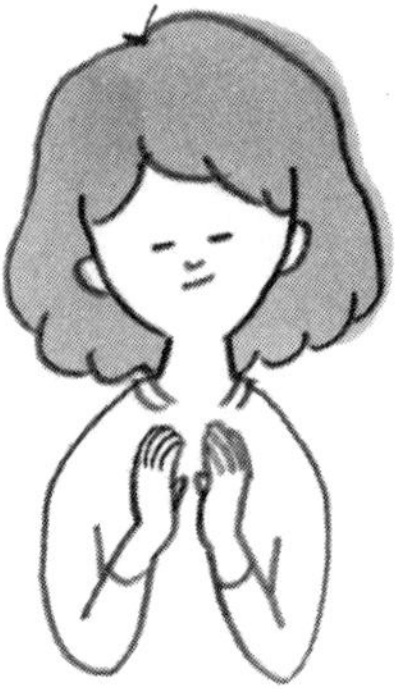

②手のひらを向かい合わせる

ば、それはかなりリラックスできています。「手の甲が触れられる」感覚の方に意識を持っていくことで、リラックスすることもできます。ちょっとやってみましょう。

手の甲が温かい手のひらに触れられている感じがすれば、リラックスし始めています。

身体の中でも、手のひらは特権的で、身体をコントロールする支配的ポジションにあります。

②この両手のひらを向かい合わせると、どんな感じがするでしょうか。まず指先の力が抜ける感じがすると思い

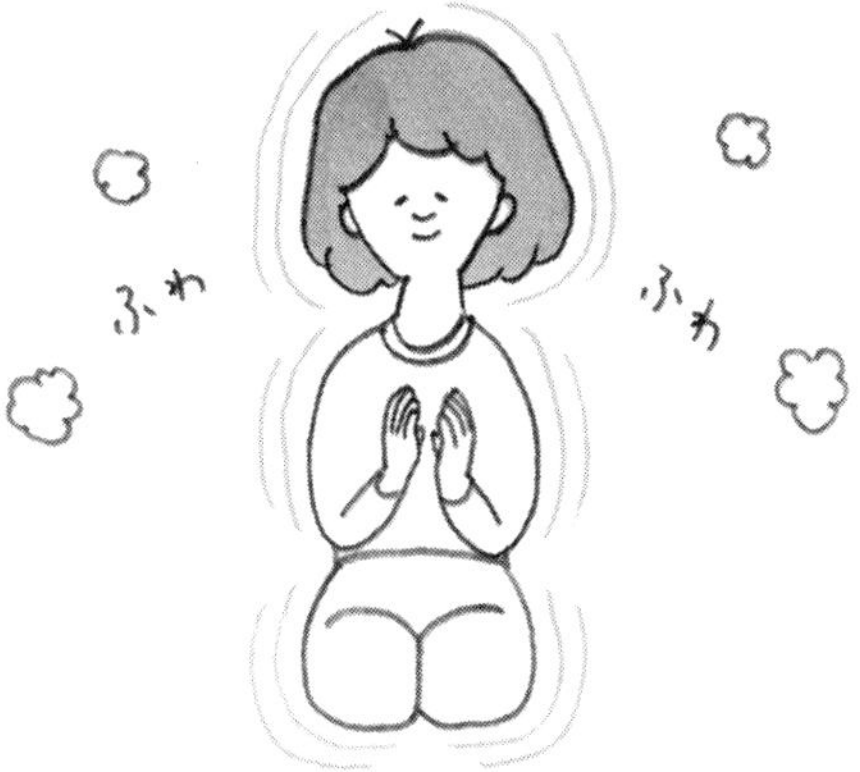

③身体全体をひとつの袋のようにイメージして呼吸

ます。指先はとくに敏感で、何かしようとした瞬間に指先に力が入りますが、両手を向かい合わせると「意思の先端」の力が抜けるのです。

　そのままにしておくと、自動的にぼーっとして、無心になってきます。胸を中心にゆるんできます。
　③身体全体がひとつの袋のようになって、膨らんだり縮んだりして呼吸するようになったら、すごくリラックスできています。

手でさするとリラックス、時には気合い

手のひらは「身体の他の部分に対して支配的」と言いましたが、無意識に身体に触れる場合はどうでしょう。脚でも腕でもいいですが、手でさすってみましょう。その時呼吸を意識してみてください。呼吸がちょっと長く、大きくなっていませんか？　意識的に手のひらで触ると、手のひらが支配的でゆるみにくく（呼吸が短い、または息を止める）なりますが、呼吸の方を意識して手のひら側の「触れている意識」が外れると、呼吸が自動的に深くなるのです。呼吸を意識していなくても、無意識に身体のどこかに手で触れていると、呼吸は深くなりやすいのです。

緊張している時に、無意識に身体のどこかをさすったり、掻《か》いたりするのも、緊張してハアハアと短くなっている呼吸を、なんとか深くしようとする本能的動きなのです。

もちろん誰かに身体に触れてもらったり、マッサージしてもらうことでも（相手が嫌な人なら別ですが）呼吸は深くなります。気持ちいいとはそういうことです。

試しに自分の腕をそっとさすってみましょう。指先の方に向かって（「毛並み」にそって）撫でると腕の力が抜ける、ゆるむ感じがします。腕の付け根の方に（毛を逆撫でするように）撫でるとちょっとテンションが上がる感じがしませんか？　場合によってはぞわぞわっとする感じがします。

子どもの頭を撫でる時も、犬や猫を撫でる時も、大体「撫で下ろす」ようにしますね。撫で下ろす方が、ゆるんでなごみやすいのです。泣いている子の頭を「よしよし」することも、興奮を鎮める効果があるのです。

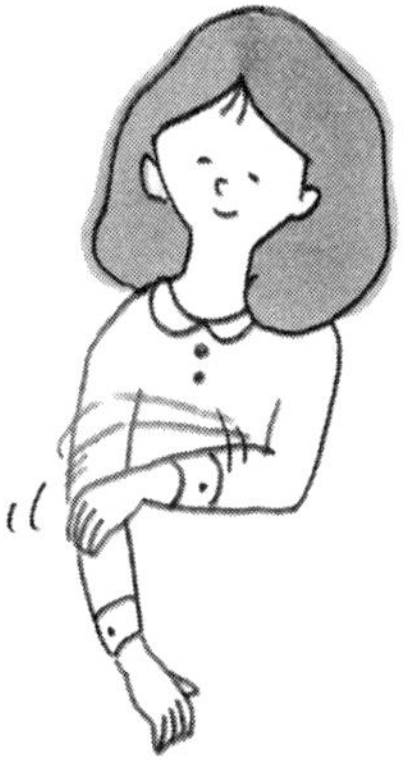
手先の方に向かって、
腕をそっとさする

シャツの袖をシュッとまくり上げるのは、「撫で上げ効果」があります。テンションが上がるわけです。集中していると、無意識に何度もシュッとやる人もいます。

「腕を組む」のは威張っているからか?

「腕を組む」のも「そっくり返る」のと同様、場面によっては偉そうな態度に見えることがありますが、基本は胸をゆるめる姿勢です。

腕を組む、それからポケットに手を入れる姿勢も、やってみると分かりますが、肩が少し浮いて力が抜けます。胸が緊張すると肩関節も一緒に硬くなりますが、肩関節をゆるめると胸もゆるんでリラックスします。

よくいろいろなスポーツで「肩の力を抜いて」と言われるのは、肩に力が入っていると、滑らかな動作ができないからです。肩先の力を抜くと、胸全体もゆるみ、上体がリラックスして、身体の動きが自由になるのです。

疲れてくると、肩を回したくなる人は、肩関節をやわらかくして、胸の緊張をゆるめようとしています。勉強をしている時も、疲れてくると、肩と胸に力が入って硬くなってきます。とくに肩を回すのが癖になっている人は、胸に疲れが集まるタイプだといえます。ポケットに手をつっこむ癖と同じですね（↓「呼吸器型体癖」）。

胸で感じること

しあわせで「胸がいっぱいになる」「胸がキュンとなる」、悲しみで「胸がつまる」、不安で「胸苦しくなる」「ドキドキする」など、胸は感情に関係が深いところでもあります。

胸の中で最も敏感なところが、胸の真ん中のネクタイのような形をした骨＝胸骨の真ん中のちょっと出っ張っている部分にあるポイント（膻中《だんちゅう》）です。そのあたりを探ってみましょう。他の部分より敏感に感じるところがあると思います。

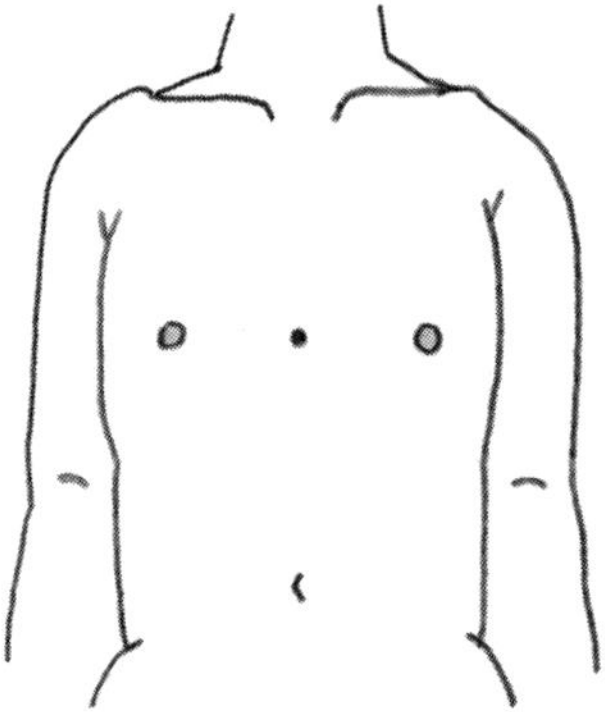

胸の真ん中にあるポイント、膻中

ここが、人との間の距離を測るセンサーになっています。例えば行列に並んでいる時なども、人との間である程度の距離を保ちます。近づきすぎると、このあたりが圧迫感を感じるのです。敏感な人ほど、前の人との間の距離を大きくとります。並んでいる自分の前を、通り道のように人が通ることが多いという人は、前の人との間隔を大きくとる癖がある、センサーが敏感な人です。

また「場の空気」の緊張感も、ここで感じます。学校の教室などでよくありますが、「～係をやりたい人、手を挙げて」という状況で、誰もやりたくなくて手を挙げない。そんな「皆が押し黙っている」場の緊張に耐えられずに、思わず手を挙げてしまう人は、このセンサーが敏感なのです。

緊張したり、焦ったりしている時に、思わず胸に手を当てたくなることがあります。そんな場合も胸の中心をゆるめて、気を落ち着けようとしているのです。

このように「胸のセンサー＝膻中」は、毎日とても忙しく働いています。時々休ませてやらないと、身体はいろいろな「悲鳴」を上げるようになります。

指先でそっと触ってみましょう。ピリピリする時は敏感すぎて、不調になりやすいです。風邪を引いたり、皮膚炎などのアレルギー症状を起こしやすかったり、息苦しくなったり、不安になったりもしやすいわけです。

「胸騒ぎ」というような「予感」を感じるのもここです。例えば草食動物が、危険を直感的に察知するような時に働くセンサーです。本来は本能的に危険を避けるためのセンサーなのだと思います。

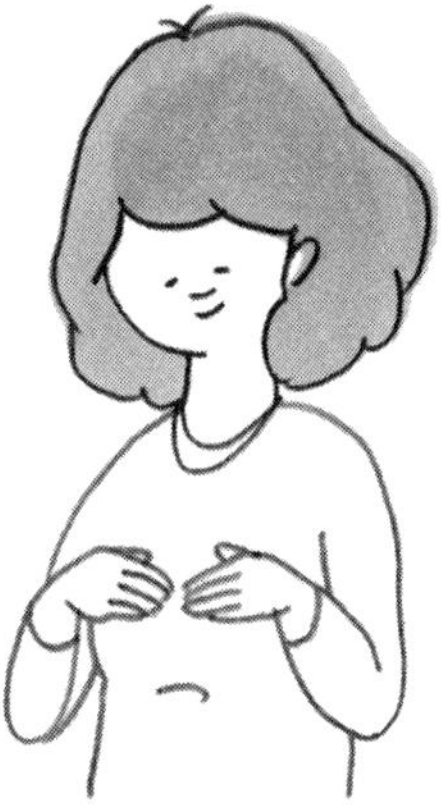

指先で、膻中にそっと触れる

ところが近年のように忙しすぎる生活になると、センサーが興奮して勝手に働きすぎて、いつも不安になってしまいやすいのです。いつも「何かやらなければいけない」ような気がしたり、「何かを忘れている」ような気がして落ち着かないこともよくあります。目の前のことよりも常に「次のこと」が気になって、落ち着かないのです。ちょうどいい加減に働いてほしいものですね。

この胸の中心にゆとりがあれば、当然呼吸は自由に深くなります。ほっとして、静かな感じがします。指で触れてみると、弾力を感じます。

◉腕組みで胸をゆるめる

①二の腕の真ん中の「胸部反応点」は胸のセンサー＝膻中に連動します。膻中が過敏になると、このポイントも敏感になり、指で触れると骨に直接当たるような感じがして、ピリッとします。膻中に余裕があると、このポイントも弾力のある感触になります。

②腕を組む姿勢で、手のひらでふわっと触れてみましょう。触れられている腕が温かく感じたら、よく反応しています。逆に感じにくい時は、手のひら側の感

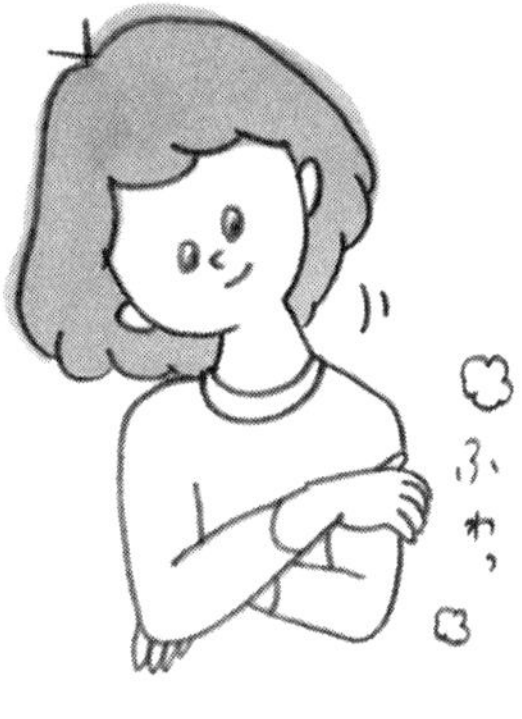

②胸部反応点に、手のひらでふわっと触れる

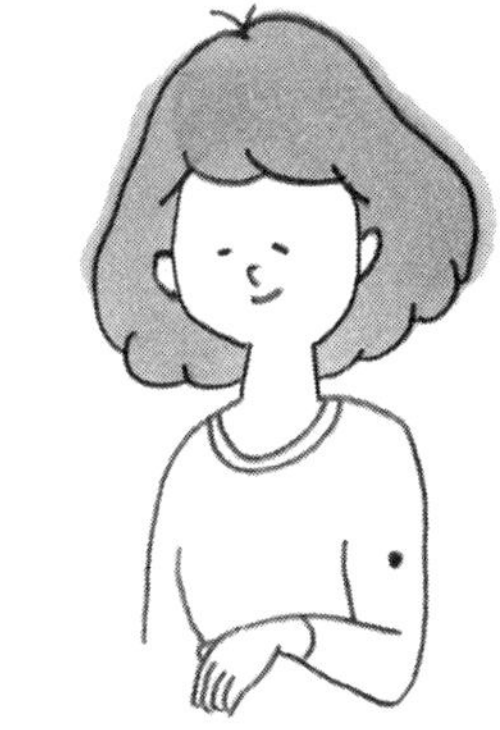
①二の腕の真ん中のポイント、胸部反応点

覚が強くなりすぎています。触れられる腕の方の感覚をあらためて意識すると、反応しやすくなります。

満腹を感じた時、お腹をさするのはなぜ？

「腹も身のうち」という慣用句がありますね。暴飲・暴食しちゃいけないよ、お腹に負担がかかるから、という意味です。「腹」は「身のうち」に決まっているんだけど、普段一番意識されないところでもありますね。お腹がいっぱいになって多少苦しくなった時とか、お腹がすいてぐるぐる鳴ったりする時に、はじめてお腹がそこにあることを意識するのです。

満腹になって、「お腹が張る」という違和感があった時に、腹をさすりますね。そうすると楽になることを本能的に知っているからです。肩が張ったり、どこかをぶつけて痛い時も思わず手でさすりたくなります。さすることそのものに、痛みや不快感を鎮める作用がありますね。

ちなみに、より的確に胃を動かしたい場合は次のようにします。

みぞおちとへその中間に右手を置き、右方向にわずかに引いてから力を抜く（力が入ったままだとうまくいかない）と、お腹が温かくなってきます。これで十二指腸が動きやすくなり、いっぱいになった胃の出口（幽門《ゆうもん》）が動き始め、食べ物が腸へ移動しやすくなります。

このメソッドを無意識にやっているのが「腹をさする」という動作だと言えるでしょう。

どうして大笑いする時「腹を抱える」のか？

大笑いすると、エクササイズとしての「腹筋運動」の時よりも、もっと下腹に力が入ります。「笑いすぎて苦しい」とはいっても、苦しいというよりはやはり楽しい。楽しいことは下腹に自動的に力が入ります。そして、息をたくさん吐いています。ストレスで緊張している時やせわしい時には、どうしても息を止めたり吸いすぎたりしやすいので、大笑いすることは、息を吐ききってリフレッシュするいい機会になります。笑いは免疫機能を高めるとも、よくいわれますね。

笑いすぎると、お腹が引きつったようになって息が苦しくなります。その時に「お腹を抱える」格好をすると、息を楽に吐きやすくなります。また、笑う時でなくても、お腹を抱える格好をしながら息を吐くだけでも、息を深く吐くことができます。笑っていれば下腹以外の余計な身体の緊張は抜けてリラックスしているので（第1章でも「大笑い」＝顔のリラックス＝骨盤のリラックスについて触れました)、より効果的に息を吐くことができるわけです。

そう、だからみんな笑いを求めるんですね。「お笑い」が求められるのは「思い切り息を吐いて、リラックスしたい!」という身体の声の反映だと思うのです。

お腹の上の方は力が抜けてやわらかく、脇腹から下腹(=骨盤の内側)は引き締まっているのが、気分のいい状態。

お腹・腰・骨盤と「体癖」

さてここで、お腹・腰・骨盤の動きの体感ツアーをしてみようと思います。順調で痛みなどがない時には、ほとんど意識されない部分なので、体感のハードルが少し高くなるかも知れません。ちょっと奥深い身体感覚にトライしてみましょう。

これまでもお話ししているように、顔の表情が動けば、同時に首や胸、腰、骨

【お腹の気圧配置図】

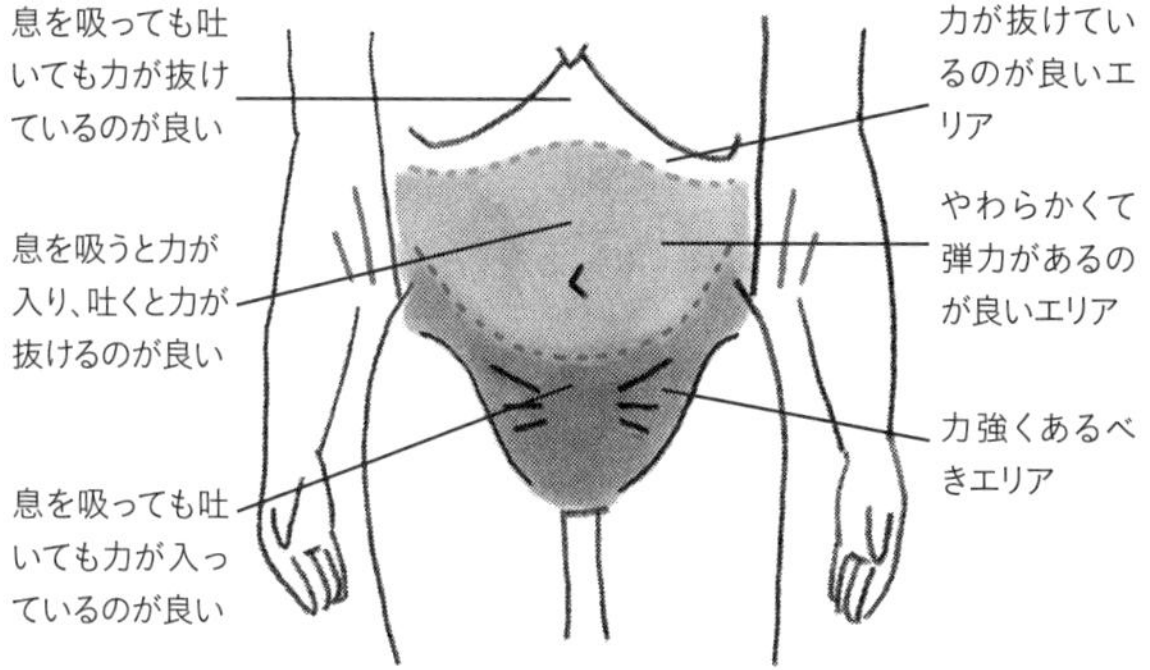
息を吸っても吐いても力が抜けているのが良い
力が抜けているのが良いエリア
やわらかくて弾力があるのが良いエリア
息を吸うと力が入り、吐くと力が抜けるのが良い
力強くあるべきエリア
息を吸っても吐いても力が入っているのが良い

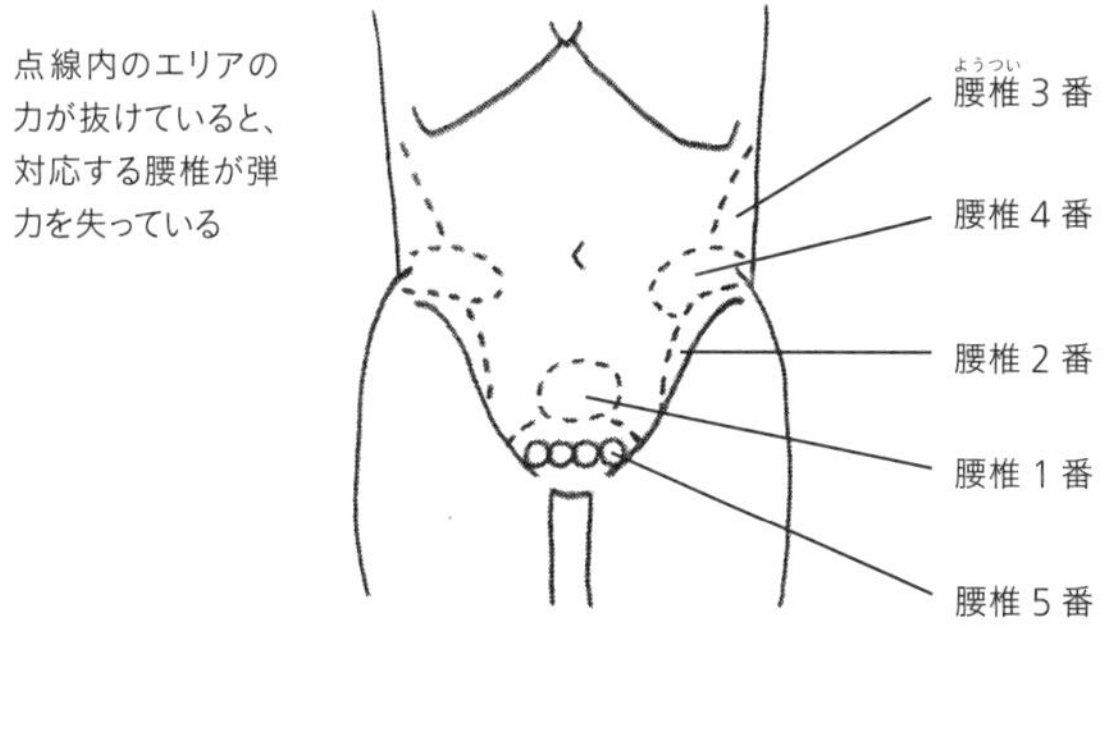
点線内のエリアの力が抜けていると、対応する腰椎が弾力を失っている
腰椎《ようつい》3番
腰椎4番
腰椎2番
腰椎1番
腰椎5番

盤すべてが連動します。その動きの要になっているのが、腰です。じっと立っている時も、座っている時も、腰を微妙に捻ったり、前後、左右に微妙に揺れ動いて、同じ姿勢を維持しています。

立っている姿勢でも、動きは人それぞれに「癖」がありますね。身体の使い方、動きの要になる腰の使い方に偏りがあるのです。

これまでも少しずつ、首や胸の動きと関連して触れてきましたが、身体の動きや姿勢のバランスのとり方、疲れ方のパターンを、身体の動きや姿勢の要となる腰（腰椎1〜5番）を中心に整理することができます。野口整体の創始者・野口晴哉は、腰を中心に身体の使い方、疲れ方、心の動きまで、身心の働き方の「癖」を整理し、「体癖」と呼びました。この「体癖」についても触れながら、お腹・腰・骨盤を見ていきましょう。

人それぞれやっていることに違いはあっても、緊張したり、リラックスしたりという往復のリズムがあるのは共通です。まずはとくに、お腹の中でもあらゆる緊張やストレスの焦点になるみぞおちに触れながら、探っていきましょう。

みぞおちで自分のリラックス度・緊張度を調べる

お腹の一番上、肋骨の縁の、富士山のような形のてっぺん近くの凹《へこ》みは「みぞおち」と呼ばれます。みぞおちは、身体のあらゆるところの緊張とつながります。頭や首や胸の緊張は、即ここにも表れます。ストレスもみぞおちの緊張として感じることが多いです。

緊張とリラックスの集約ポイント＝みぞおちで、今の自分の緊張とリラックスの具合を見てみましょう。

軽く指先で押してみます。ズブッと指が入る感じで、息を吸っても吐いてもゆるんでいるようなら、とても良くリラックスしています（実際はこういうすごくいいリラックス状態はなかなかない）。息を吸う時少し緊張して指が押し返され、息を吐く時にゆるんで指が入るなら、半リラックス・半緊張状態です。息を吸っても吐いてもゆるまなければ、ストレス状態です。

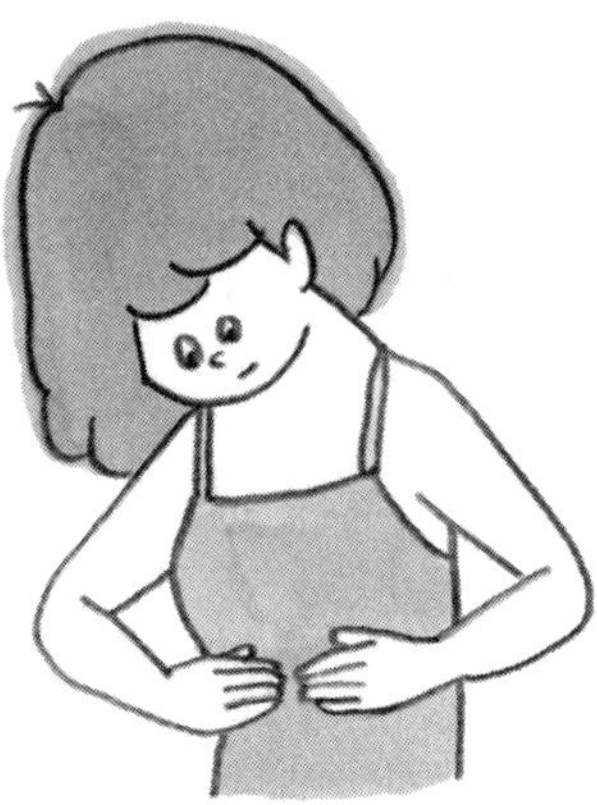
みぞおちを、指先で軽く押す

笑っている時は、下腹には力が入りますが、みぞおちはゆるみます。うまく笑える人は、笑いながらみぞおちに触れてみてください。お腹に力が入っているのに、みぞおちからは力が抜けているのが分かるでしょう。

＊注意点：みぞおちを強く押しすぎないように。みぞおちは「急所」でもあるので、ギュッと押すと、それだけで緊張して硬くなります。やわらかさ、硬さを見るのが目的なので、そっと押さえるようにします。息ができる程度に軽く押さえましょう。ちょっと押してみて、痛かったり、苦しかったりするような場合も押しすぎか、不調です。

今度は、みぞおちに触れながら、顎をぐっと引いて、歯を食いしばってみましょう。これは基本的なストレス状態の再現です。みぞおちがぐっと硬くなるのが分かると思います。息を吸っても吐いても硬いままです。

この時、みぞおちだけでなくお腹全体も硬くなりますが、一点、へそと恥骨の中間点を押さえるとそこだけ少し力が抜けているか、下腹全体が上の方と比べて力が抜け気味ではありませんか？　お腹の上の方に緊張が集まるほど、下腹の方は力が抜けやすいのです。笑っている時は逆でしたね。お腹の下の方に力が入り、上の方はゆるんでリラックスしていました。

首とみぞおちを腰から一気にゆるめてみる「頭脳型体癖」

ここで、楽な角度で首を反らしてみましょう。

みぞおちがゆるむ感じがすると思います。みぞおちのまわり2～3㎝の範囲もゆるむ感じがするでしょう。みぞおちのまわりはとくに首の緊張と連動します。このあたりが硬くなりやすい人は、首に疲れが集まりやすいといえます。疲れると首を反らして口をぽかんと開けたり、頬杖をついてリラックスする癖があります。首をゆるめるために、バンザイして寝る、または足を高くして寝る癖もあります。長く眠りたいタイプでもあります。そういう首中心に負荷をかける傾向を「頭脳型体癖」と呼びます。

首の動きを中心にバランスを取る「頭脳型」には、論理志向で、俯瞰的な視野でものごとを見る「地図型」（首の後ろの筋肉が張る）の人と、夢に特別なリアリティを感じる「夢見型」（首の横の筋肉が張る）の人がいます。どちらも首に負荷がかかり続けて疲れてくると腰椎1番が硬くなります。

消化器のバランス力！「消化器型体癖」

身体の左右曲げの動きがやわらかく、肋骨の下もやわらかい人は消化器の活動が活発で、食べることでストレスを解消しようとします。落ち込んでも怒っても食べると落ち着きます。逆に左右曲げが硬くて、ストレスがあるとすぐ食べられ

疲れチェック1

腰椎1番の疲れ＝硬さをチェック → 脱力体操

①仰向けに寝て、両脚を持ち上げてみます。脚の重さをチェックします。重く感じるほど、腰椎1番が硬く、首も凝っています。

②次に両手をバンザイの格好にします。肘は曲がっていてもかまいません。楽な感じで。
バンザイしたまま、両脚を持ち上げてみましょう。①で脚が重かった人は軽くなる感じがすると思います。(バンザイがしにくい人は首の後ろに両手を回してもOK)
バンザイしないで持ち上げた時と、バンザイして持ち上げた時の、重さの差がはっきりしている人ほど、「頭脳型」傾向があります。

→ 腰椎1番の脱力体操

③次に腕はバンザイのまま、両脚を持ち上げ、そのままストンと落とします。数呼吸そのままリラックス。

④最後に腕を身体の横に戻して、あらためて脚を持ち上げてみます。軽く感じればOKです。

①④

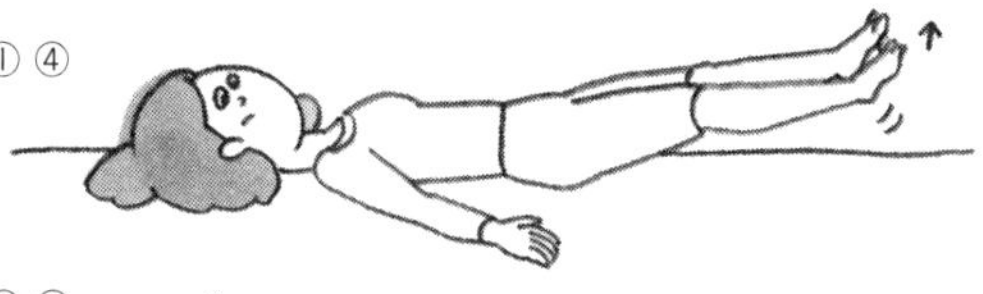

②③

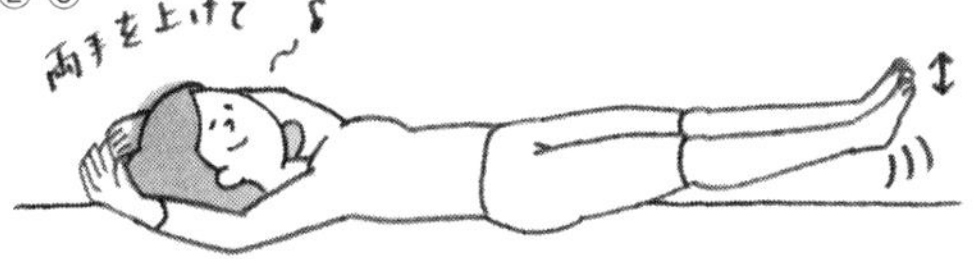

なくなり、下痢をしやすい人も消化器の働きが敏感といえます。身体の左右運動と消化器の働きでバランスをとる傾向を、「消化器型体癖」と呼びます。左右曲げがやわらかい消化器（食欲）型と、逆に左右曲げが硬い消化器（下痢）型の傾向があります。

「飲み込む」ことに関連してお話ししたように、消化器の動きは理屈を超えた直感的な違和感、疑問、直感的把握、逆に深い納得や共感につながるものです。

悪くいえば、非論理的でデタラメな考えでも、論理的正しさを超えた「消化器的正しさ」や賢《かしこ》さもあるわけです。

実際に消化器型の傾向が強い人は、右左の区別が苦手です。それでも、道をデタラメに歩いても、意外に目的地にはちゃんと到達できるのです。ものごとの道筋がはっきりしている時はデタラメなようにも見えますが、道筋が失われて、どこへ向かっているのか分からなくなっているような時は、むしろ力を発揮しやすいともいえます。

疲れチェック2

腰椎2番の疲れ＝硬さをチェック → 脱力体操

①仰向けに寝て、片脚ずつ持ち上げてみます。重さをチェックします。
問題なければほとんど重さを感じません。
重い感じがするほど腰椎2番が硬く、みぞおちのまわりが張っています。

→ 腰椎2番の脱力体操

②あらためて左右の脚の重さを比べて軽く感じる方を選びます。

③選んだ方の足先を少し横に開けてみて、持ち上げやすい角度にして、10㎝くらい持ち上げ、そのままストンと落とします。数呼吸リラックス。

④あらためて重かった方の脚を持ち上げてみて軽くなっていればOKです。

①②④

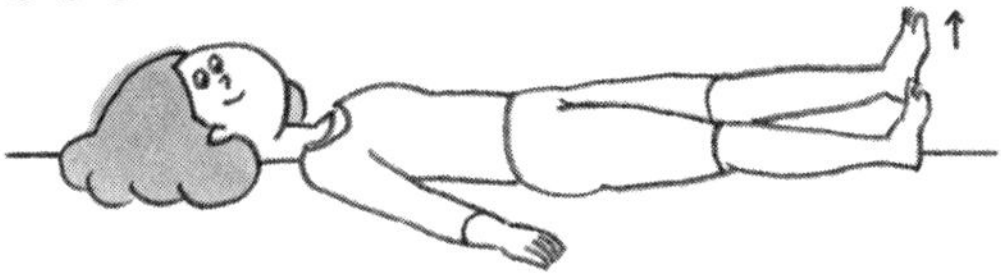

③

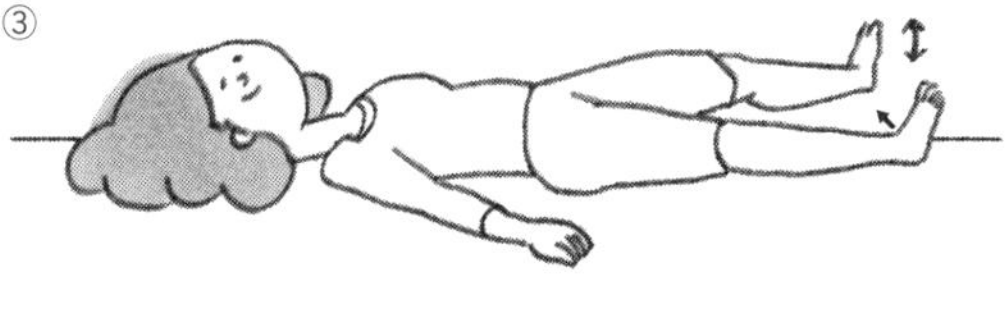

へそのまわりを調べてみよう

今度は、へそのまわり（半径10㎝くらい）の円周をイメージして、中心のへその方に向かって軽く押してみましょう。指先で押すと力が入りすぎるので、両手を重ねるようにして指の腹で押すといいでしょう。

どの角度から押しても弾力があって、痛くも苦しくもないのが本来の状態です。ところが、このへそのまわりが、ぽっこり出っ張って、押すと苦しいことがあるのです。女子の場合は、生理（月経）の前になるとお腹が張って、押すと苦しくなりやすいです。便秘する人も多い。生理になると、今度は急にお腹が動き始めて、下痢気味になる人が多くなります。

とくに円周上の、時計の文字盤でいえば正面から見て8時のあたりと、10時のあたりが苦しかったり痛かったりしやすいところです。8時のあたりが盲腸、10時のあたりが胃の出口から十二指腸になります。どちらも動きが良い時は、やわらかい手応えしかありませんが、胃腸の動きが鈍いと硬くなっていて、押すと苦しかったり痛かったりするわけです。気分にも影響します。第3章でも触れますが、イライラしやすくなったり、うつうつとしやすくなったりします。

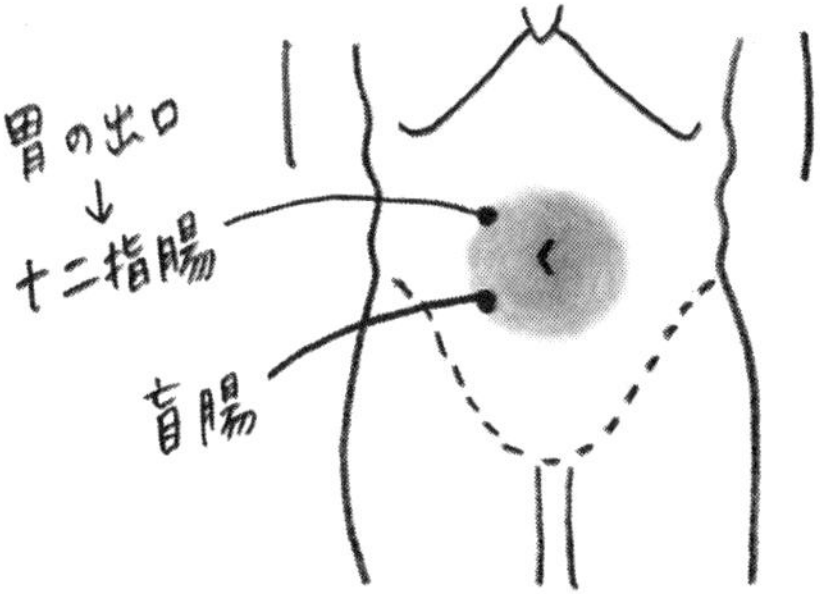

へそまわりの円周をイメージ

脇腹も調べてみましょう。へそのまわりがスッキリしている時は、脇腹は引き締まっていて、指先で押すと筋肉に当たる手応えがあります。へそのまわりが張っている時に脇腹を押してみると、ゆるゆるになっています。脇腹の力が抜けているのです。すると腰をお腹側から支える力が弱ります。とくにへその真裏にある腰椎3番が硬くなります。

へその真裏＝腰椎3番は、あらゆる動きのパワーの要です。力をぐっと入れる時、地面をける瞬間、ぐっと手応えを感じる瞬間、腰椎3番を軸に身体を捻ってパワーを得ているのです。

力を入れる時は、必ず関節を捻る動きをともないます。片手で何かをぐっと押してみましょう。手首の動きを意識すると、内側方向（右手なら反時計回り、左手なら時計回り）に捻る力が同時に働いているのが分かると思います。

この時の腰の動きをあらためて見てみましょう。

自分の胴体を、へそのところで輪切りにするようにイメージしてみましょう。

この輪切り＝円盤の、前側にへそ、後ろ側に腰椎3番があります。

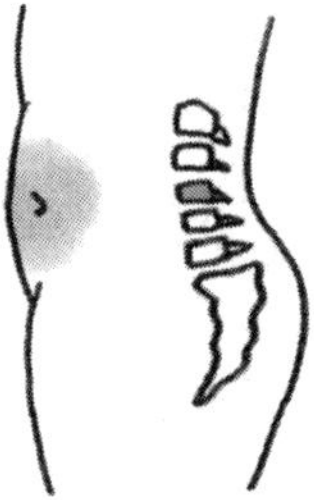

へその裏側にある
腰椎3番

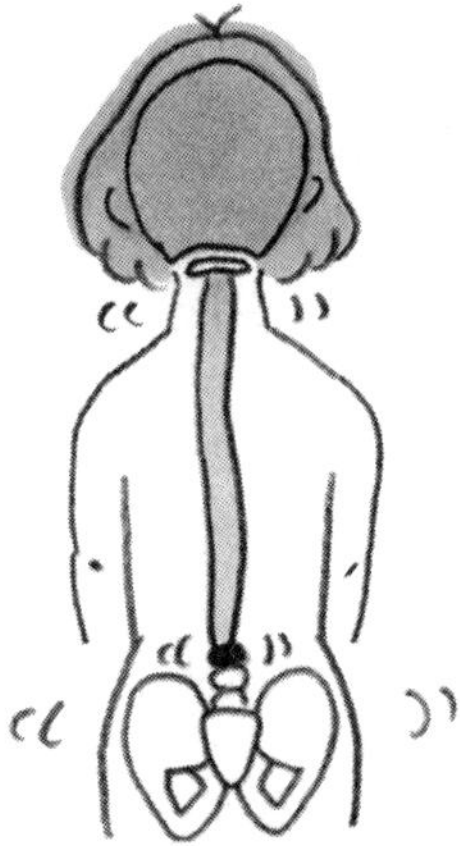

腰の回転力！　腰椎3番

このへそ—腰椎3番の円盤の回転の動きを体感してみましょう。片手で何かをぐっと押してみましょう。この円盤を中心に胴体が捻れるのが分かると思います。逆にここを中心に捻れなければ、力が充分に入りません。腰の回転運動が全身のパワーの元になっているのです。

この回転運動の中心が腰椎3番なのです。腰椎3番が硬くなって錆《さ》びついたようになってしまうと、力がうまく伝わらなくなるだけでなく、姿勢も維持しづらくなります。

身体は立っている時も、座っている時も、微妙に揺れ動くことで、同じ姿勢を保っています。例えば最近の高層ビルでは、地震に備えて、建物の一部を揺れやすくすることで全体の大きな揺れを吸収する「免震システム」が組み込まれるようになりました。腰椎3番は、この免震システムとも似ています。楽に静止姿勢を保つ動きもしているわけです。

腰がよく回転！　「泌尿器型体癖」

腰椎3番を軸とする回転運動のストロークが大きいのが、「泌尿器型体癖（捻れ）」です。

腰椎3番が錆びついていると、水分の代謝が悪くなります。腰も重くなりますが、むくみやすくなって、脚も重く、だるくなります。脚がだるくて寝付けないのも、泌尿器（捻れ）型の疲れ方です。

この回転ストロークを活かすということは、いわゆる「腰が入る」ということです。捻れ体癖の人はぐっと力が入る手応えを求めます。何かにぶち当たって「打ち勝つ」手応えを感じていたいのです。捻れ体癖の子どもは、何を言われてもとりあえず「嫌！」と言います。生理的に何かに当たる、反発することを求めるわけです。そうしていないと、回転軸の腰椎3番が錆びついてくるわけですね。

誰にとっても身体を捻る体勢は、「戦う姿勢」ともいえます。いわゆる「喧嘩

疲れチェック3

腰椎3番の疲れ＝硬さをチェック → 脱力体操

腰椎3番の柔軟性をチェック

①仰向けに寝て、そのまま腰を持ち上げてみます（手で床を押さないように）。腰が、軽々と、高く持ち上がるようなら、腰椎3番はやわらかく動いています。逆に硬くなっていると、腰が重く、少ししか持ち上がりません。

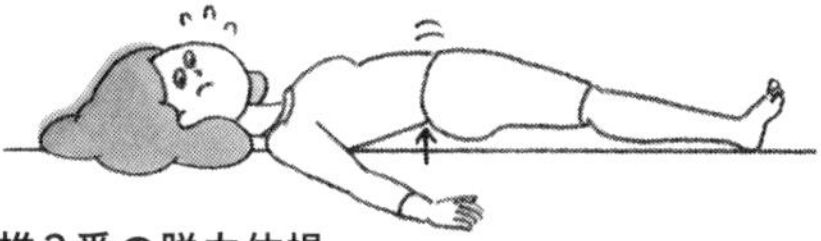

→ 腰椎3番の脱力体操

②まず片方の脚を外側に「く」の字に曲げ、そのまま腰を持ち上げてみます。
これを左右両方試してみて、どちらか軽く持ち上がるように感じる側を選びます。

③次に、軽く感じる方で、もう一度持ち上げ、そのままパサッと腰を床に落とします。
落としたら、そのまま数回呼吸リラックス。
腰が軽くなったらOKです。

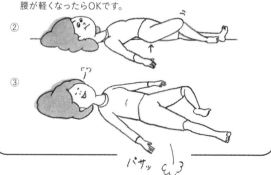

②

③

腰」ですね。「捻れ体癖」の人は、捻れの体勢（力を貯める）をとくにとらなくても、いきなり「ノーモーション」で回転運動できる素質があります。掃除機を使う時にもガシガシ力を入れてしまうし、無意識に、ドアをバン！と閉めてしまいやすかったり、表現が大げさになったり、言葉尻も強くなりがちです。

何か思いついた時に、思わず机をバンと叩いたり、「膝を打ったり」するのも、そういう勢いの表れです。

進む道を選ぶ時に、楽な方より、手応えのある大変な方を選びがちです。やりがいのある戦いに結びつけば良い回転になりますが、難しいことにチャレンジしすぎて徒労感だけが残ることもあります。「良い戦い」を選ぶことが鍵ですね。

下腹の力が集中力を生む

脇腹の力が回転力・姿勢の維持・戦う姿勢を支えるとすれば、それに続く下腹（＝骨盤の内側）は、集中力を支えます。下腹の力とは骨盤を引き締める力そのものです。

あらためて、お腹での集中の順序を見てみましょう。集中の第1ステージでは、みぞおちを中心に緊張します。顎を引いて歯を食いしばると、みぞおちが硬くなりますね。第2ステージでは、下腹に力が入ってきます。肛門をギュッと引き締めてみましょう。骨盤の底が縮むと同時に、下腹も硬くなりますね。ここで、へそと恥骨の中間あたり＝下腹の力の中心を押してみましょう。呼吸に応じてどう動くか見てみます。肛門に力を入れていると、息を吐く時にこの「下腹の中心」の力が抜けます（ちょっと体感難度が高いかも知れません）。大笑いしている時のような「良い集中」の時は、息を吐く時にむしろ余計に、下腹の中心に力が入ります。

良い集中では、息を吸っても吐いても、下腹の中心の力は抜けません。同時にみぞおちの周辺はゆるみます。お腹の下の方にうまく力が入るほど、お腹の上の方は力が抜けるわけですね。

下腹（＝骨盤の内側）の中心に力が集まると、骨盤はギュッと縮みます。この時要になるのが、腰椎4番（骨盤の上の縁の高さ）です。

腰椎4番は、骨盤の開閉の動きが滑らかならやわらかく、開閉の動きが滞れば硬くなっています。骨盤の開閉が停滞すると、便秘したり、生理痛にもなりやすくなります。骨盤の動きが鈍い時、下腹（＝骨盤の内側）の力は抜けて、押すとずぶっと凹みやすくなっています。

女子の場合、骨盤の開閉の動きは生理（月経）のリズムと連動して、生理の時にはゆるんで脱力リセットされ、生理が終わるとギュッと縮んで集中力が上がり、排卵を過ぎると少しゆるんでリラックスしやすくなるというのが順調なサイクルです。

骨盤が大きく開閉する「骨盤型体癖」

骨盤の開閉のストロークが大きいのが「骨盤型体癖」です。腰椎4番を要にしながら、全身を縮めて抱え込む体勢をとりやすい体癖が骨盤閉《へい》（＝幅狭《はばせま》）型、両手を広げて迎え入れるような体勢をとりやすいのが骨盤開《かい》（＝幅広《はばひろ》）型。

閉型は骨盤の横幅が狭く（ベルトがずり下がりやすい）内股《うちまた》気味です。逆に開型は骨盤の横幅が広く、外股《そとまた》で、腰掛ける時に股を広げた方が楽です。

閉型は小さく丸まって眠り、また集中するほど縮んで丸まります。開型は「大の字」または、うつ伏せで眠り、集中するほどそっくり返ります。例えばピアニストでも、集中するほど縮んで丸まるタイプと、逆にそっくり返るタイプに分けられます。

閉型も開型もペット好き。人に対しても世話好きです。頼られると断れません。リーダータイプ。ただし閉型は身内ほど大切にしますが、開型は身内よりも他人に親切です。つまり閉型は内向き志向、開型は外向き志向というわけです。

閉型は収集して、整理して、何がどこにあるか把握するのが得意です。体質的にオタッキーです。開型は見えないところにモノをしまうと、そこにあることを忘れます。記憶に関しても、閉型は良くも悪くも何でも覚えていますが、開型は悪いことはすべて忘れるのが得意なのです。

疲れチェック4

腰椎4番の疲れ＝硬さをチェック → 脱力体操

①仰向けで、両膝を曲げて、左右に広げます。仰向けになったカエルのような姿勢になります。そのまま腰を持ち上げて（手で床を押さないように）、重さを感じてみましょう。重く感じるほど腰椎4番は硬くなっています。骨盤はゆるみにくいと同時に縮みにくくなります。

②重く感じる場合は、あらためて膝を曲げる角度を左右それぞれに調整してみて、一番楽に感じるようにします（基本的に右膝を余計に曲げる）。場合によっては、曲げる角度がうんと浅くなっても、左右の差が大きくなってもかまいません。リラックスして腰を持ち上げやすい体勢にしておきます。

③そこで腰を持ち上げ、そのままストンと落とします。数呼吸リラックス。もう一度腰を持ち上げてみて、軽くなっていればOKです。
（生理痛がある人は、生理前にやっておくと、骨盤が楽にゆるむので、痛みが軽くなります。腰椎3番の脱力体操も効果的です）

① ③

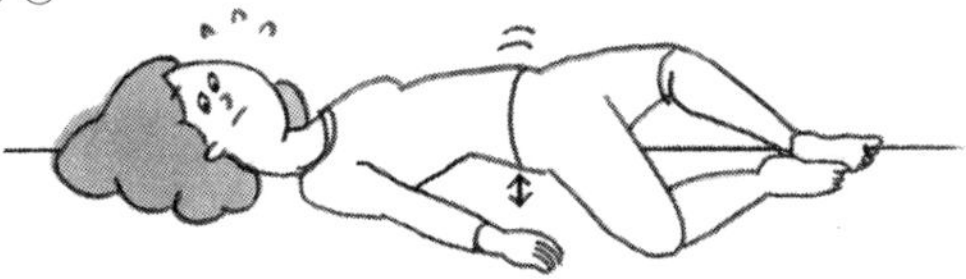

何かと疲れやすい胸をゆるめる「呼吸器型体癖」

呼吸運動は当然胸が膨らんだり縮んだりするわけですが、その胸の動きの下支えになるのが、腰椎5番と骨盤の真ん中にある仙骨との間（腰仙関節《ようせんかんせつ》）の動きです。息を吸う時は仙骨が後ろに傾き、息を吐く時は前に傾きます。腰仙関節の動きが硬い場合、腰椎5番は基本的に前方向にズレ（＝仙骨は後ろに傾き）やすく

熱がこもりやすい箇所

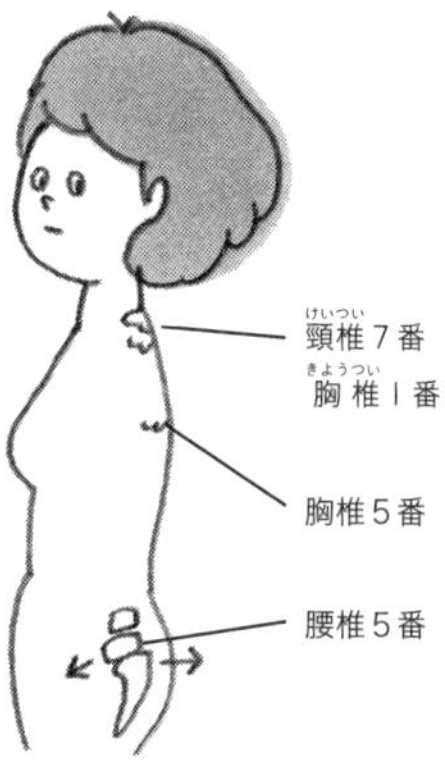

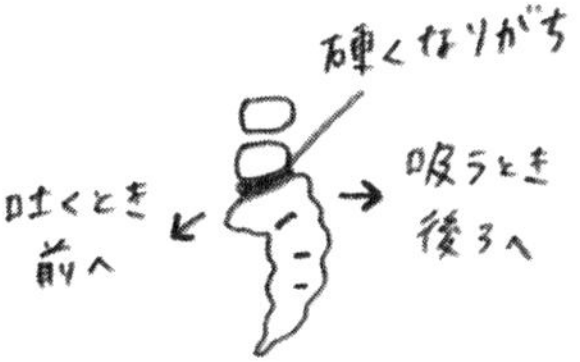

なり、腰痛も起こしやすくなります。中腰の時に痛くなる、また、お辞儀を深くするほど腰が痛くなるタイプの腰痛です。

呼吸運動（＝胸―腰仙関節の動き）のストロークが大きいのが「呼吸器型体癖」と呼ばれます。基本的に「前向き体勢」で、重心が前にかかりやすいので、例えば壁を背にしてお辞儀すると、重心のバランスをとるためにお尻が後ろに出るので、壁にお尻がすぐに当たってしまいやすいです。

普通は何かに向かおうとする時に、身体の重心が前に傾くのですが、このようにもともと重心が前にかかりやすい人は、「前向き体勢」が基本なので、動いている方が楽です。考えてから動くというよりは、動きながら考える。座っているよりも、歩いている時の方が頭の回転がいい。行動も判断も早い。逆にじっとして動かないと、どんどん煮詰まってきます。身体のどこかをリズムをとるように動かしてバランスをとろうとします。

呼吸器型の中でも、日々とにかくマグロのように動き続けていれば元気な「運動型」と、同じことをくり返していると煮詰まってしまう「イベント型」があります。

「運動型」はよっぽど疲れていない限り、基本的に胸を張って姿勢がよいですが、「イベント型」は、肩幅は広くても胸はすぼめ気味で「悪い姿勢」になりやすい。「運動型」は疲れると風邪を引くことでリセット＝回復するのに、「イベント型」は風邪は引きにくいが、一度引くとだらだら続く傾向があります。

そこでイベント型は、日常のくり返しを打破することで発散しようとします。フェス、ライブイベントなど「非日常世界」にハマると急に発散して元気になるのです。引っ越しや、模様替え、モノを磨いてピカピカにするなど気分を変えてさっぱりします。海、川、滝、橋、水族館など水辺や水の流れも胸がゆるみやすくて気持ちいいです。

「胸」のところでもちょっと触れましたが、胸の中心は人間関係も含めて、身の周りのあらゆる刺激に常に敏感に反応しています。刺激が多い現代社会の生活の中では疲れやすい場所でもあります。多くの人が呼吸器（イベント）型的な疲れ方をしているといってもいいでしょう。聖地、パワースポットなどの「非日常の

	癖		疲れ方	発散法・元気
	首に手を当てる 机の上に足を載せたくなる ぽかんと口を開けて休む 長眠型(眠り浅い)		首の後ろが凝る	論理的納得 段取り、計画
			首の横凝る	夢の中で発散 「夢」を持つと元気
	首を横に曲げる癖 右左の区別不得意	お腹減ると急に弱る 表情にこやか(やわらかい)	右肩の上凝る	ストレス食べて解消
		ストレスで食欲なくなる 下痢でリラックス	左肩の上凝る	涙でリラックス
	手応え求める 掃除機でも力を入れる ノートが斜めになる 食べるとだるくなる	肘を張って力を入れる 表現大げさ	むくむ 脇腹ゆるむ 足がだるくなる 左肩から首張る (下捻れ型)	勝負で発散
		手首やわらかい 緊張するとおしっこ近くなる 言い方きつい		ボランティアで発散
	疑い深い 短眠型(眠り深い)	狭い場所、隅っこが落ち着く 整理得意。記憶力がいい=忘れられない	しゃがみたくなる	ものづくり 収集、オタク趣味
	大股開きで座る 乱雑に仕舞う、 嫌なことを忘れるのが得意	「真ん中」が落ち着く 嘘をつけない、信じやすい	ふんぞり返りたくなる	人前に出て発散 リーダーになると元気
	新しもの好き 常に身体のどこかを動かしている	歩きながら考える	肩回したくなる 風邪をひく	運動で発散
	水・海・川・滝・橋が好き 磨いて光ると気持ちいい	息苦しくなる 姿勢悪くなりやすい 突発的思いつき	肩回したくなる ため息をつく	非日常世界で発散 模様替え、引っ越し

体癖一覧表

バランスの要	体癖	体型特徴	寝相
首＝腰椎1番 （上下運動）	頭脳（地図）型	キリン型＝首細長く見える	バンザイして寝る 足を高くして寝る
	頭脳（夢見）型	ゴリラ型＝首横の筋肉目立つ	
お腹＝腰椎2番 （左右運動）	消化器（食欲）型	丸い体型（丸い背中） 左右曲げやわらか	横向きで寝る
	消化器（下痢）型	横から見ると真っすぐな背中 （側湾しやすい）　左右曲げ硬い	
脇腹＝腰椎3番 （捻れ運動）	泌尿器（上捻れ）型	腕脚筋肉発達	片膝を曲げる 疲れると寝相悪い 足がだるくて寝付けない ことがある
	泌尿器（下捻れ）型	下半身ボリューム	
骨盤＝腰椎4番 （開閉運動）	骨盤（幅狭）型	胸厚く、お尻小さい　内股 目鼻立ち真ん中寄り	丸まって寝る ふとんに潜る
	骨盤（幅広）型	目鼻立ち大きい　外股 堂々とした姿勢 目立ちやすい	大の字、うつ伏せ
胸＝腰椎5番–仙骨 （前後運動）	呼吸器（運動）型	肩幅広い、胸を張る姿勢 スポーツマン体型	疲れるとふとん抱える
	呼吸器（イベント）型	肩幅広いが肩先すぼむ 顎とがるor「ケツ顎」	ふとん抱える

疲れチェック5

腰椎5番の疲れ＝硬さをチェック → 脱力体操

①うつ伏せになって、片脚ずつ持ち上げて、脚の重さを感じてみます。重く感じるほど腰椎5番が硬くなっています。

②左右の脚の重さを比べてみて、軽い方の脚を持ち上げ、そのままストンと落とします（持ち上げる脚を横に開く角度も、持ち上がりやすいように少し調整するとなお良い）。そのまま数呼吸リラックス。

③次にもう一度、重かった側の脚も持ち上げてみて、軽くなっていればOKです。

①〜③

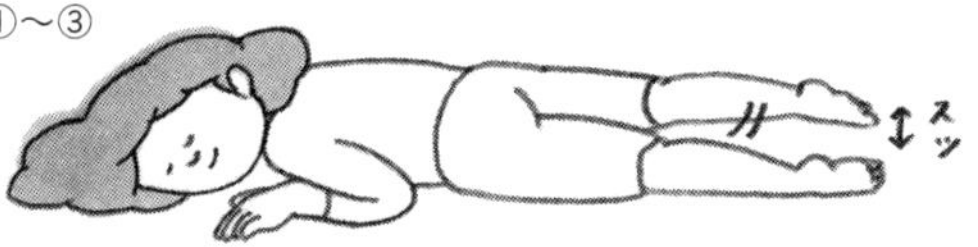

場」が流行《はや》るのも、胸をゆるめてリセットしたいという身体の反応だと思います。

第3章

身にしみて分かる心の悩みと身体とのつながり

「言葉の問題」と思われているコミュニケーションも、実際には、身体同士の互いの位置関係や姿勢が「場の空気」を動かしています。悩みとは、胸やお腹のコンディションが「頭の中」へ現れた結果とも言えます。

見方を変えて、身体の側から見ると、「心のコンディション」が意外に分かりやすくなったり、楽になったりすることがあるのです。

前の章にも登場しましたが、「体癖」という人間観察ツールも使いながら、「生きるための技術」をもう少し磨いてゆくことにしましょう。

悩みを聴いてもらうと楽になるのに、聴く時はなぜ疲れるのか？

友達に悩みを話したり、逆に友達の悩みを聴いたりすることはよくあります。なぜ人に悩みを聴いてもらおうとするのかといえば、問題そのものは解決しなくても、それでちょっと楽になることを、経験的に知っているからですね。

また独りで考えることは、「自分」に向かって話すということです。話している自分と、聴いている自分がいる。一人二役ですが、同じ身体の中に密着して重い話をしている状況は、それだけで重苦しいですね。なにせ逃げ場がありません。密室すぎます。

相手は誰でもいいわけではありません。あまり近すぎる関係でも、遠すぎる関係でもない。実は、適度な距離感が欲しいのです。誰かに共感、あるいは受け容れてもらえると、ちょっと何かが溶け出すような、動き出すような感じが、実際にします。

気分が重い時は、身体も重く縮んで固まっています。そこで共感することは、互いにちょっと「気を許す」ということ。少しゆるんで、呼吸を止めているような息づまっていた状態がほぐれ始めるわけです。

独りで考えている時は、聴く側も「自分」ですから、どうしても、同じところでぐるぐる回りやすいです。誰かに聴いてもらう場合でも、重い悩みほど同じことを何度もくり返し話してしまいやすいものです。話す側と聴く側に適度な距離があれば、共有されて場が広がるような感じがします。独りで考えていた時の、狭い場所に閉じ込められていたような閉塞感から、ちょっと広がりが生まれるような感じ、息がしやすくなるような感じがするのです。

悩みを聴く側からも見てみましょう。

話を聴いて共感するということは、身心の重さ、息苦しさを、一時的にしろ共有します。聴いている側も、身体ごと共鳴して実際に重苦しくなります。聴き終わってからも、具体的に身体の緊張となって残ります。実際に疲れるわけです。

悩みを話す人・聴く人の間の程良い距離感とは？

そこでもうひとつの問題です。重苦しさを共有することで楽になるのならば、一生懸命聴くほどいいのでしょうか。

ところが、一生懸命聴きすぎると、お互いに興奮しすぎて、話した人がかえって不安定になったり、聴く方はぐったり疲れたりします。

つまり適度な距離感、いい加減さがあった方がいいのです。むしろ聴いている人が、聴くそばからどんどん忘れていくくらいの方が「聴いてもらった感」があるのです。熟達したカウンセラーは、そういう距離感を持っています。「熱い友情」が、必ずしもいいとは言えないわけですね。

友達同士なら、程良い距離感で話したり、聴いたりできるかどうかは、ほとんど相性によると言っていいでしょう。つまりちょうどいい感じで聴いてくれる相手を選ぶのが一番というのが現実的なところです。身近すぎるとかえって難しいのです。

後でもう一度別の角度から触れようと思いますが、悩んでいる時は、解決しようのない問題設定にハマってしまっています。動きようのない大きな壁を全身の力を込めて動かそうとしているようなものです。一旦力を抜いて、壁からちょっと離れられると、見える景色も変わってくるのです。

要するに「熱く向き合う」よりも、脱力した方が良いのです。

「ムダなおしゃべり」の方がリラックスできる

コミュニケーションというと、何らかの意味のあることを伝え合うことと思われている場合が多いですが、私たちの日常の会話は、実は無意味な、お互いにどうでもいい内容で成り立っている場合の方がむしろ多いのです。「意味のある話」は、面白くてスッキリすることもありますが、どちらかといえば疲れることの方が多いのです。一方、「意味のない話」は、お互いがその場をなごませるためのものです。どうでもいいような話の方が、互いにリラックスできるのです。

「意味のない話」は、人と人の間に生まれる場や、互いの距離感が楽な範囲を保つためのツールといっていいでしょう。

意味のある内容を人に分かるように伝えるのは、確かにコミュニケーション能力ですが、実はそれはコミュニケーションのほんの一部なのです。それ以前に相手がガードを硬くして身構えてしまっていては、何も伝わりません。受け容れ態勢になるためには、まずはお互いにリラックスできる場を生む必要があるわけですね。

リラックスして「気を許せる」気分になっていれば、自然に伝わるのです。

一緒に食べることも、第2章でも少しお話ししたように、「飲み込むこと」＝「受け容れること」ですから、互いに相手を受け容れやすい雰囲気が自動的に生まれてなごむのです。おしゃべりもしやすくなるのが普通です。

ただし逆に、嫌な人やあまりにも緊張する相手だったら「食べ物が喉を通らない」こともあります。「ベタベタする関係が嫌い」という人、「意味のないおしゃべりは苦手」という人は、むしろひとりで食べるほうが落ち着く場合もあります。もともと互いになごむために一緒に食べたくなるわけですから、無理に一緒に食べるのは本末転倒ですね。

「おしゃべり」が苦手だったら？

「無駄なおしゃべりは苦手だ」「人と会話がかみ合わないことが多い」という人もいます。そういう自覚がある人は、自覚できているだけで、大丈夫です。無理におしゃべりする必要はありません。無理にしても、かえって余計にギクシャクして緊張感を生みます。

「人と会うと、なぜかドッと疲れが出る」という人も、だいたい「意味のないおしゃべり」が苦手です。ただそのことに気がついていれば、工夫はできます。どういう場合、どういう内容なら大丈夫で、逆にどういう時に絶対無理！なのか。区別しておけばやっていけます。

例えば「おしゃべりをしているよりも勉強や仕事で忙しい方が楽」「意義のある話ならしたい」という自覚があれば、そうしやすい環境を選択していくことは可能です。

「自分の意見を主張するのが苦手だ」、あるいは「無口だ」と思っていても、必ずしも悪いことではありません。むしろ主張がうますぎると、警戒されたり、相手の心に違和感や無意識の抵抗を生みやすいものです。表面上では伝わり、説得できたように見えても、後で拒まれたり、実はスルーされていたりすることも多いのです。

無口なのに有能な「営業」「接客業」の人を、これまでずいぶん見てきました。「うまく話せない」と思っている人の方が、相手の話をよく聴く可能性が高いということもあると思います。

相手の言いたいことを聞けることの方が大切です。誰でも、自分の話が通じたと思わなければ、相手を信頼しないからです。「主張することが苦手」という意識がある人の方が、むしろコミュニケーションが上達しやすいのです。「言いたいことがたくさんあるのに、（頭でまとまらず）うまく話すことができない」と思っている人は、言いたいことの容量が大きすぎるのです。あふれる思いやイマジネーションを整理し、圧縮することができれば、力強い表現や、美しい表現になります。そうなればそれは、才能と呼ばれます。

人と目を合わせられない

人と目を合わせられないという意識がある人は、一方で同時に、無意識のうちに人を真正面から見据えてしまう人である場合が多いです。真正面から目を合わせてしまうと、お互いの間に緊張が生まれます。スムーズなコミュニケーションのためには、「目を避ける」と「目をまともに見る」の中間がいいのです。上手な人は微妙に真正面を外しています。

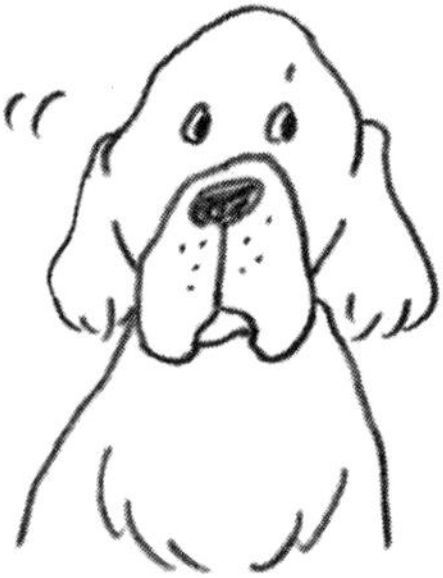

犬を真正面から見つめると、目を必ず逸らします。困ったような顔をしたり、さらにしつこく見つめると、嫌がって吠えたりもします。真正面から見つめられると緊張感が高まるのは人

間だけではないのですね。真正面は敵対関係・真剣な関係のポジショニングなのです。

犬の目線を観察していると、互いに相手を少し右手に見る角度をとろうとするのが分かります。真正面から少しずれた「相手を少し右方向に見る角度」が「親しみのポジショニング」なのです。

◉身体で距離をとる方法

①一生懸命聴いたり話したりしていると、姿勢は前にどんどん傾いて、身を乗り出します。姿勢が固まり、息苦しくなってきます。背中寄りに重心を戻してやると、楽になります。意識しすぎると難しいので、とにかく時々姿勢を変えると思ってもいいです。

②真剣なほど真正面から向き合いやすくなり、煮詰まりやすくなります。お互いに相手を、真正面より右手寄りに見ている方が楽です。相手の鼻の右側（相手本人にとっての右）を見ているポジションになります。横並びのポジションは

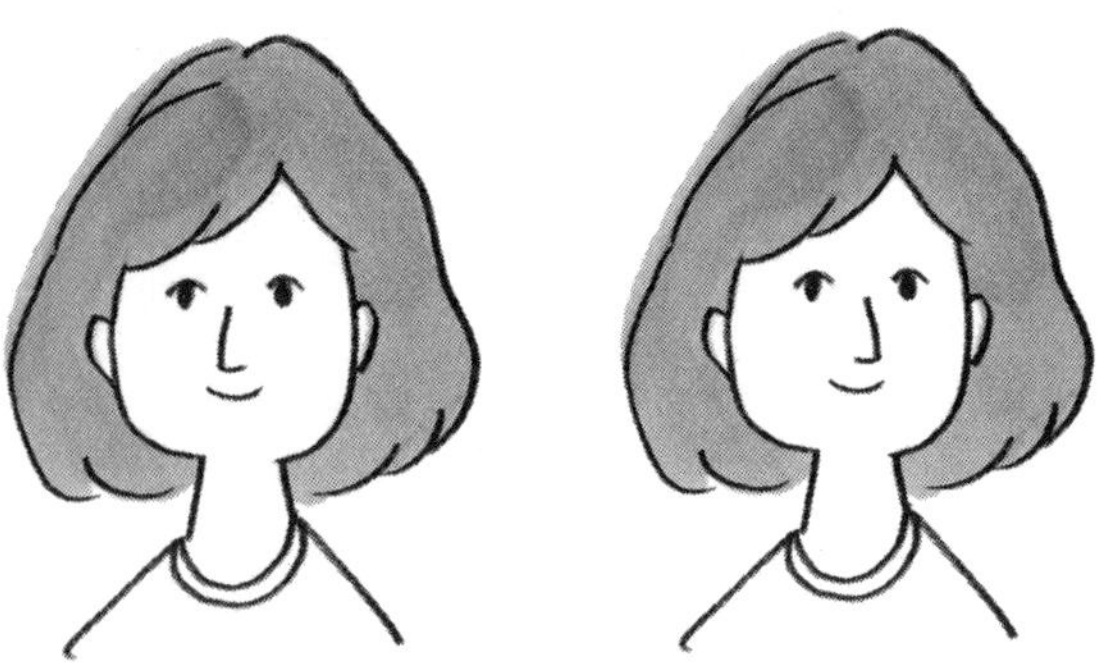

②右の顔の方がちょっと楽、やわらかく感じる

もっと緊張感が少なくなり、話す方も聴く方も楽になります。

③間《ま》をおく、やりとりのリズムを変えるのも有効です。飲み物を飲む、トイレに立つなど、誰でも無意識にやっていることでもありますね。

普段の会話の時に、意識してちょっと試しながら練習してみるのもいいと思います。だんだん距離、間のとり方が身についてくるはずです。

楽しそうな人たちの輪に入りたいのに、声をかける勇気が出ない

子どもの頃は、自分と他の人の間の区別が薄く、子ども同士が一緒にいても、大きな緊張感は生まれにくいものです。10代になると、自分を人と区別して見る意識＝自意識が急に強くなります。「集団の輪から浮いている」と感じることも多くなりがちです。

例えば話をしている場面を見ると、大人同士なら互いの身体の間に距離があります。

小学生や中学生が話しているのを見ると、大人と比べて明らかに身体同士が近く、くっつくようにして話しています。テンションが上がるほどくっつきます。

大人の場合でも、「真剣な話」になると、身を乗り出して互いに近づきます。

小学生も低学年なら、くっついていても緊張感がありませんが、10歳を過ぎる

頃から自意識が強くなり始め、緊張感が生まれます。10代も前半のうちは「子どもの距離感」から抜け出ていないといえるでしょう。まだ互いの距離を適度にとって、緊張を和らげることに慣れていないのです。その割に、興奮しやすく不安定な時期でもあるので、よけいに難しいのです。いきなり近づき、近づきすぎて今度は互いに反発することをくり返しやすいわけです。

互いの距離が近いほど興奮を呼びやすいので、結果として、後で振り返ると、どうしてそんなことをしたのか分からない「悪ふざけ」が流行ったりもします。例えばこれまでにもとくに中学生の中で、男子では、「気絶遊び」「失神ゲーム」といった死亡事故が出るような危ない遊びが流行ったり、女子では「こっくりさん」が流行ったりもしてきました。お互いの距離感の近さに加えて、学校の中のような閉じた空間という条件の中では、興奮の歯止めが利きにくいのです。いじめも同様です。本人たちはせいぜい「悪ふざけ」や「遊び」としか自覚していないうちに、「いじめ」にハマっていくことも起きるのです。

ですから、中学校のような「濃ゆ〜い空間」の中で違和感、緊張感を感じるのは特別なことではありません。にもかかわらず、みんなで「その場を保とう」と無理をするから、暴走するのです。「いじめられてつらい」といった場合も含めて、「ヤバイ」と思ったら、そこから逃げるのが一番です。

中学生時代は半径１㎞の鎖国の中

とくに中学生の頃は、学校というコミュニティが「この世の全て」に見えてしまいがちです。その外側にもっと広い世界があるということが、生身の実感としては、なかなか感じられないのです。高校生くらいになると、世界が広がって少し余裕が出てきます。人間関係も、10代後半になると、互いの距離感が少し広がるのです。

「親といつもぶつかってしまい、家ではずっとイライラして過ごしてしまう」ということも起きがちです。親子の間は、あまりにも身近で距離をとるのが難しいのです。学校と違って家族は「やめる」こともできません。留学したり、寄宿舎に入って、なんとか解決したという例もありました。

とくに母親と娘の間の距離は、近すぎて意識しにくいものです。その時は無意識だったけど、遠くの大学を選んだり、早く結婚したりしたことが、ずっと後になって振り返ると、「親から離れたい」のが一番の理由だったという人が時々います。

物理的に「距離をとる」ことも、現実的な選択肢なのです。身体同士の距離が近いこと、出入り自由でない場所にいることが興奮を生み、「集中の第2ステージ」のピーク状態のまま、不安定な緊張状態が続くことになります。どこかで緊張をゆるめる必要があるわけですね。「逃げ場」があること、ほっとできる時間があることが大切です。

第2章でやってみたように、みぞおちの緊張を調べてみましょう。息を吐く時に、みぞおちがゆるまなかったら「ヤバイ」です。

レスの応酬は格闘技に似ている？

空間的な距離感だけでなく、時間的な距離感＝タイミングも、互いの関係の中での大切な要素です。例えばメールは、「即レス」するほど互いの距離が縮みます。お互いの関係が密になるほど、もっと「即レスしなければいけない感じ」になっていきます。互いの親しさを確かめるために「即レス」の応酬の連鎖になって、疲れ果てたり、衝突することにもなります。こういう面でも、やはり中学生は一番難しい時期ですね。やりとりのタイミングは、遅らせていくことで、興奮は鎮まる方向に向かいます。

ネット上のつながりは、リアルよりゆるいのが本来です。身体で空間を共有していないので、つながりやすくもありますが、細く不安定でもあるわけです。軽く、薄いつながり方に適しているのが、ネット空間です。

強いつながりを求めること自体に本来無理があるのですが、いつでもどこでもつながってしまうのが、もう一方の難しいところですね。そこで、反応のタイミングを調整することで、つながり具合、距離感を「いい加減」に保つのが基本になるわけです。

レスのタイミングは、若い世代ほど、頭で考えるというよりは、身体の生理的反射、あるいは武道の技の応酬のようなものになっているように見えます。意識しつつ技を身につけていくことが大切です。

「孤独」だと思う時

人との間に「快適な距離感」がある時、「つながり」を感じて安心できて落ち着きます。ところが近づきすぎると、つながりよりも断絶の方が強く感じられます。ここで距離を置く方向に少し調整できれば、落ち着くのですが、不安になってより近づこうとしてしまうと、余計に断絶を感じます。

つながりを求めすぎると、余計に孤独感が強くなるのです。

熱いつながりは、「熱い友情」や喜びを生みますが、「裏切り」や「孤独」も生みやすいのですね。

みんなの中心にいつもいて、リーダーであったり、人気があったりするからといって、孤独を感じないかというと、むしろ逆です。集団の渦《うず》の真ん中にいれば、それだけで興奮しやすく、不安定で、孤独も感じやすいのです。

それよりは、集団の外にいる方がむしろ楽なのです。適度な距離感（くっつきすぎず、離れすぎず）を「つかず、はなれず」といいますが、そう簡単ではありませんね。

本当に孤独な時は、人との距離がうまくとれず、人と一緒にいると余計に断絶と孤独を感じます。むしろ独りでいる方が楽なのです。

身体の側からつながりをゆるめる

人と人との間のつながりに適度なゆるさがあって、はじめて身心が適度にリラックスするわけです。その一方で、身体の方をゆるめることによって、人との間の距離をゆるめることもできます。

骨盤底がギュッと縮んだ興奮状態をゆるめて、落ち着く呼吸法をしてみましょう。

◉興奮を鎮めるベンザ呼吸

骨盤底が一番ゆるむのは、トイレで座った時です。骨盤の底＝肛門のまわりがゆるまなければ、うんこもおしっこもできませんから、誰でも便座に座っただけで、ある程度はゆるみます。

そこでその「ゆるもうとする勢い」を利用して、もっとゆるめてリラックスしようというのがこのメソッドです。第1章でお話しした集中の第1→第2→第3ステージの滑らかな移行のためにも有効なメソッドです。

①椅子に腰掛けていても、寝ていてもできますが、便座に座っている時が一番

うまくゆるみやすいでしょう。下腹（＝骨盤の内側）そのものを風船のようにイメージしてみましょう。

②息を吸いながら、風船を下腹の底の方に向かって膨らますようにイメージします。

下腹（＝骨盤の内側）の底に、内側から下方向に、圧力を少しずつかけながら、息を吸います。

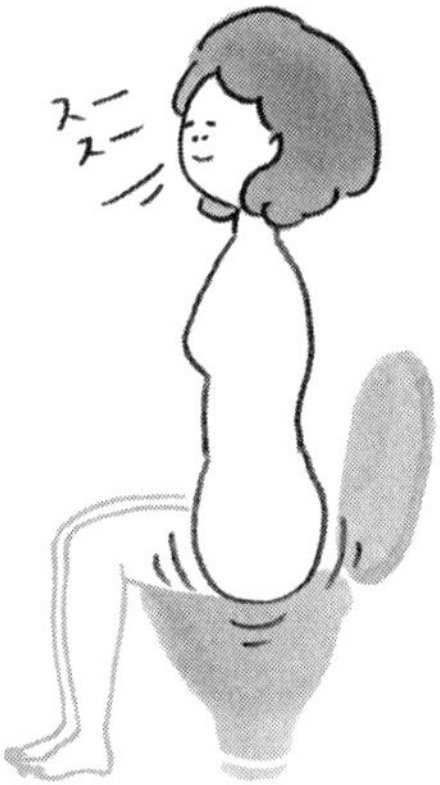

②風船を下腹の底の方に向かって
膨らますようにイメージし、息を吸う

③息を吐きながら力を抜きます。

呼吸のテンポは自然な感じで。とくに長くしなくていいです。

＊リラックスしたい時は、原則として鼻から息を吸って、鼻から吐きますが、テンションが高すぎてどうしても口から吐きたくなる時は、口笛を吹くように、唇をすぼめると、唇

の緊張がゆるんで、ゆっくり息を吐きやすくなります。
④お尻の下の方から下腹が温かくなる。あるいはお尻の表面が涼しくなることもあります。落ち着いた感じがすればＯＫです。
＊便秘、生理不順、生理痛にも有効です。

子どもの頃からの「癖」も、振り返ってみよう

ここからしばらくは138〜139ページの「体癖一覧表」も参考にしながら読み進めてください。

小さい子どもの中には、長時間同じことを続けて飽きない子もいます。子どもの時から、ひとつのことを始めると長時間続ける傾向があった人は「骨盤／幅狭型」で、長時間集中、短眠型です。長く眠るとかえって疲れ、集中できなくなります。集中し始めると「寝食を忘れ」ます。自分だけでなく周りの人を集中させる「空気」を持っているのも特徴です。

子どもの頃、人前に出るのが苦手だった。あるいは今もそうだと思っている人は、逆に人前に出た時に集中力を発揮するタイプ「骨盤／幅広型」である場合が多いです。人前に出ることそのものに、逃げ出したくなるくらい強く興奮して、子どもの時はとくに、「人前は苦手」と感じる場合が多いのです。自分では目立たないと思っていても、人から見ると目立つタイプです。人前ではさらに堂々として見えます。常に高みを目指す「修行」だと思うと集中できるのも、このタイプの特徴です。

子どもは空想の世界に遊ぶのが得意ですが、10代以降でもそういう傾向が残るのは「頭脳（地図）型」「頭脳（夢見）型」または「呼吸器（イベント）型」です。

「頭脳（地図）型」は頭の中がリアル・マインドマップです。手順や段取りを、きっちりイメージできると集中します。規則正しく行動することも、集中につながります。

「頭脳（夢見）型」は現実よりも「夢」の方が、リアリティがあります。眠りながら夢の中で現実の問題を考えることもできます。目標としての夢を持つと元気になります。つまり、眠って見る夢も、目標としての夢も大好物なのです。

「呼吸器（イベント）型」は、「別世界」で集中し、リラックスもします。お祭り好き、神聖な場所、例えば神社や寺院、滝、川、波打ち際なども気分が良くなる場所です。モノを磨いて、ピカピカに光らせるのも好きです。人と話している最中でも、ボーッとして別世界に行ってしまう癖がある人もいます。

自分の癖の中で、どこかヒットするところがあるでしょう。意識的に取り込むことで、集中・リラックスの流れが滑らかになります。

プレッシャーに弱く、いざという時に力を発揮できない

試験などの時に「上がる」ということがありますね。「上がって」しまうと全く集中できなくなることもあります。急に強いストレスがかかると、最初に緊張する首、前頭部、奥歯に力が入りっぱなしになって固まってしまう場合があるわ

けです。

スポーツ選手の中で、ガムを噛みながら競技している人がいます。顎の緊張をゆるめて、下腹に集中しやすくするひとつの方法です。

ただ試験の時などは、ガムは噛みにくいですね。

ストレスに対する反応を和らげる方法を紹介しておきましょう。

例えば事故などで、何かに激しくぶつかったりするような衝撃に出会った時、本能的に身体をショックから守る体勢を思い浮かべてみましょう。

どんな体勢がイメージできるでしょうか？　身体を縮める体勢になりますね。ボクサー、とくにガンガン打ち合うファイター型のファイティング・ポーズもそのひとつです。

脇を締めて、肘を曲げると、ショックを和らげて、下腹に力を集中しやすくなります。

実際にやってみましょう。「ファイティング・ポーズ」よりは、だいぶゆるい感じの姿勢でちょうどいいです。

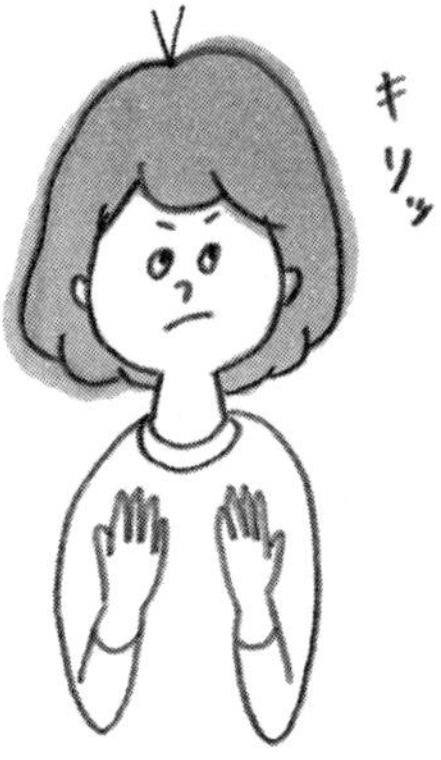

a：肘を曲げて、手のひらを手前に向ける

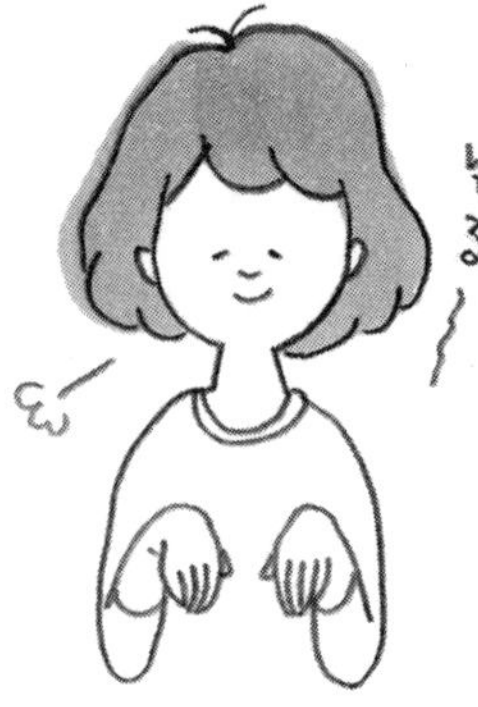

b：手首を曲げて脱力

◉「上がり」を防いで集中する方法

①a　肘を曲げて、手のひらを自分の胸の方に向ける。
　b　手首を曲げて脱力。

②aとbを比べて、肘の内側が胸の脇に自然につきやすい方を選ぶ。（分からない場合は、どちらを選んでもOK）

③上体を少しだけ左右に捻ってみて、肘が落ち着く感じの体勢でしばらくそのまま10呼吸ほど待つ。

④みぞおちが温かくなる、または下腹に呼吸が下りてくる感じがすればO

K。

リラックスしたい時、逆に集中したい時、どちらでも使えるメソッドです。両手同時でなくても、片方ずつでも大丈夫です。

気分を切り替えたいときに使ってもいいです。伸びやあくびと同様、リラックス＋集中の効果があります。

悩みも楽しみも、自分の波の中にある

身心には、常に自発的な盛り上がり・下がりの波があります。例えば一日の中でも、眠りから覚めて盛り上がり、昼過ぎにはちょっと盛り下がって眠くなり、また夕方・夜に向かって盛り上がり、再び盛り下がって眠くなる。人によって、どの時間帯に盛り上がりやすいか、差があるものの、だいたいそういう波があるわけですね。

思春期は激しい波の中にあります。波にうまく乗れれば楽しいですが、波にもまれて大変になることが多いわけですね。

身心の自発的な波と、いろいろなできごとや行動がリンクして、さらに複雑な波が起きてくるわけです。

落ち込みも波の中にあります。盛り上がるから、落ち込みもあるわけです。もがかないで待つことができれば大丈夫なのですが、そう簡単ではありません。

盛り上がって、張り切ることもあれば、興奮しすぎて具合が悪くなることもあります。盛り下がって、落ち込むこともあれば、逆に、平和な気分になることもあります。

厳しい環境の中では、絶望的になりやすいですが、逆に奮い立つこともあるし、淡々としていることもあります。なんの不自由もなく見えるのに、悩むこともあれば、客観的に見て絶体絶命なのに、落ち着いていることもある。

でも、盛り上がり・下がりの波があることを意識できるだけでも、少しは違います。悩みの真っただ中にいる時は、悩みやすい身体の状態で固まっている自分が考えているので、悩みのループにハマって抜け出しにくいわけです。「悩んでいる自分」を少し引いて見ると、ちょっと息がしやすくなります。

身体の側から見れば、悩みの思考のループにハマるということは、興奮のるつぼの中で「固まって身動きできなくなる」状態です。

悩みモードから、新たな身心のステージへ移るためには、固まっている身体をゆるめることも、とても有効なのです。

第2章で紹介した「腰椎1～5番の脱力体操」も身体をゆるめる基本になるので、試してみるといいでしょう。自分にフィットする「脱力体操」を見つけておくのも、ひとつの方法ですね。

楽しいことも、つらいことも、ずっとは続かない。身心は日々刻々更新される波の中にあります。

逆境の中でも、順境の中でも、同じところには留まってはいません。つまりすごくきつい時でも大丈夫だし、すごくいい時でも調子に乗りすぎない方がいいわけですね。

悩みを観察する3つのポイント

悩みのパターンを3つに分けてみましょう。

1わけの分からないうつうつとしたやり場のない感じ
2どうしても嫌なことばかり考えてしまって止まらない、抜けられない
3がっかり、がっくりきた

まず1。こういうもやもやした出口がないような暗い感じは、思春期には一番多い状態ではないでしょうか。体力は有り余っていて、わけの分からない意欲はあるのです。体力的に盛り上がる思春期は、うまくいけば楽しいですが、煮詰まると重苦しく、悩みの多い時期でもあります。

体力がある方が、何でもできて楽なような気がしますが、余計な体力や集中力、意欲がなければ、かえって悩むこともありません。思春期のように体力が勝手に

どんどんついて、鍛えもしないのに筋肉がついてくるような時期は、それだけでどうしていいか分からなくなりやすいのです。

「スポーツなんかで体力をどんどん使って、疲れて眠っちゃえばいいじゃないか」という考え方もあります。それも一理で、そうやって気持ちよく疲れて、気持ちよく眠れればOKなのです。しかし誰もが身体を動かすことで、うまく体力を使って発散できるかというと、そうはいかない人もたくさんいるのです。

ひとつには、人によってどうすることが発散につながるのか、向き不向きがあるからです。本やマンガを読むことだったり、音楽を聴くことだったり、ダンスだったり、人それぞれの夢中、無心になれる「何か」が身につけられるといいわけです。笑ったり、泣いたり、不安定で流動的な10代という時期だから、逆にスポンジのようにあらゆることを吸収することもできるのです。思春期に出会った「何か」は、一生使える「感動の資産」あるいは「無心になれるツール」になります。

波に乗る、波を待つ

もうひとつの問題は、体力と集中力のある人ほど盛り上がり・盛り下がりの波が激しく、波に乗ること自体が難しいことです。同じ波でも、うまく乗れた波が良い波で、うまく乗れなかったら悪い波になります。激しい波ほど、実際にはむしろ、波に飲み込まれてしまうことも多いわけですね。

わけの分からない怒り、不安、焦りには、本質的に理由がありません。やたらに興奮したり、笑いたくなったり、泣きたくなったりもします。嵐に巻き込まれたようでもあります。ただ嵐はそのままずっと続くことはないので、「低気圧」が通過しておさまるのを待てればいいのです。

1日中がずっと、とてもつらい時間で、すごく長く「永遠に続きそうな感じ」がする時が、嵐のピークです。1日の中で、「つらい時間とそうでもない時間の波」が出てきたら少し良くなってきています。「1日が何となく過ぎる」ようになったらおさまってきています。「もうダメ！」な感じがする時がどん底でもありますが、回復へのターニングポイントでもあります。

そういう波があるのが見えるようになると、大分楽になるのです。

とくに女子の場合は生理（月経）の波があるので、その波の中で体調や気分が変化します。生理の周期を指標にしながら、気分の波を測っていけると、ちょっと分かりやすくなります。

②嫌な考えが際限なくループしてしまうことがあります。最初はくり返し同じところをグルグル回っていること自体に気がつきません。嫌な考えが盛り上がっていく途中はそうなります。盛り上がりきって、自然に盛り下がってくれば、それでおさまります。後はくたびれて眠ってしまえば忘れます。子どもの頃は誰でもそうです。興奮して泣いて、眠くなって、目が覚めたらけろっと忘れている。

そういう無邪気なサイクルは、残念ながら、大人に近づくにつれて滑らかに回りづらくなってしまいます。

その流れが途中でつかえてしまう（＝身体のバランスがそこで固まる）と、次のステップへ行きづらくなってしまうのです。悩むことの内容は、その時によって違っても、自分の努力や工夫ではどうにもならないことばかりです。

身体のバランスの変化が停滞すると、そういう問題をわざわざ選んでしまいやすいわけです。だから答えはなく、その中でグルグル回り続けるのです。

身体がその「金縛り」状態から解放されると、どうにもならない問題から離れて、何とかできる問題を見つける方向に動き始めます。

こんな時どう対処するものなのか、少し別の角度から考えてみましょう。

頭の中で堂々めぐりしている時は、実は胃腸の動きもつかえています。胃腸が動かないと頭も動きません。胃腸の動きの悪さが悩みやすさのもとなのです。

そして堂々めぐりすることでさらに興奮して、余計に身動きできなくなるのです。何とかこの悪循環を断ち切るにはどうするか。多くの人が知らないうちに何かしらの工夫をしているものです。

こういう時に食べることで胃腸を動かして、気分を切り替える人もいます。お茶を飲んで切り替わることもあります。音楽を聴いたり、ドラマを見て涙を流すことで切り替わることもあります。何らかの方法でリラックスできれば、胃腸は動き出す＝頭も同時に次へと動き出すのです。

できれば自分にとっての、切り替えの「得意技」を見つけられれば、それが一番です。集中しようとする時の「癖」とだいたい共通です。

人やものごとに対して、「怒り」を感じ、ムカつくことが多い

こういう場合も、胃腸の動きが鈍い（＝お腹がムカついている）ことが多いのです。本当の（腹の底からの）怒りの場合は、脇腹が引き締まって力があります。脇腹は、例えばパンチをくり出す時に、腰を回転させる（＝腰を入れる）動きの要になります。脇腹を横から押してみて、ずぶっと指が入ってしまうようだったら、脇腹の力が抜けています。そういう時は、おへそを中心にお腹が張って、胃

腸の動きも鈍くなっています。イライラしているだけで、ただ当たり散らしたい。しかも当たり散らしてもすっきりしないのです。

イライラしやすい状態も落ち込みやすい状態も、基本的に変わりはありません。人によって「怒り」に向かいやすい人、「落ち込み」に向かいやすい人、両方を行ったり来たりする人もいます。

いずれにしろ、お腹の動きが良くなるように促せれば、「悩みのループ」から抜け出すことができます。

3ガッカリして落ち込むのは、ガッカリする前に盛り上がりすぎた反動がきているのです。こういう時、どんどん落ち込んでゆくのを止めることはできません。ただし、落ち込んでどん底に届けば、必ず盛り返してきます。落ち込んでゆくことに抵抗すると、余計に重苦しくなります。むしろ身体を投げ出して、早く落ち込みきってしまった方がいいのです。

胃腸を動かすメソッド

腰椎3番（＝へその真裏）の微妙運動 → ゆるめ法（捻ってリラックス）

①仰向けで楽な角度で膝を立てる（つま先をクッションなどの上に載せるとよりよい。手はへそのあたりに置いておく）。

②呼吸に合わせて膝を左右に、小さく（幅1㎝くらいの気持ちで）動かす。

③お腹の動きが鈍く、張っている時は、膝を小さく滑らかに動かしにくく、大きく動かしたくなるが、できるだけ小さく動かすようにする。

④小さく滑らかに動くようになって、腰・お腹が温かくなってきたらOK（お腹がぐるぐる動く感じ、すいてくる感じになる）。

⑤そのまま膝を横に倒して、しばらくリラックス。膝と脇腹が涼しくなるとさらに良い。

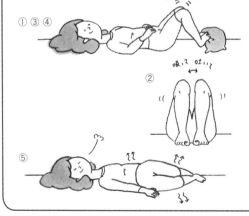

①③④

②

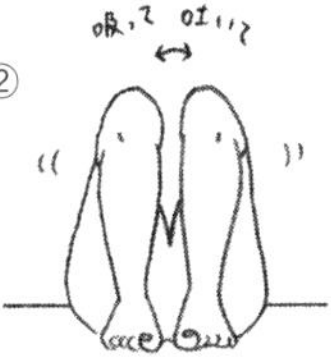

⑤

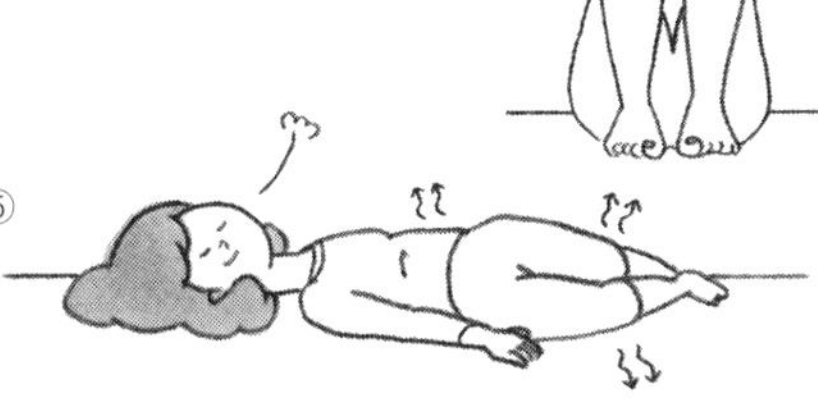

——何かに一生懸命取り組んだ後、燃え尽きてしばらく空っぽになってしまう。

こういう場合、自分ではあまり気がつかないうちに頑張りすぎた、興奮しすぎていたのです。「空っぽになる」のは次へのステップ、切り替え期間と考えれば悪いことではありません。もっと興奮したり頑張りが行きすぎてしまった場合は、むしろ「空っぽ」になかなかなれず、「ああすれば良かった、こうすれば違ったかも……」など後悔ばかりしてしまいます。

スポーツ競技などの中でもこういうサイクルがあります。ハードな練習による興奮→勝つことの興奮→勝って（あるいは負けて）終わった後の虚脱＝「ガッカリ」（またはうまくいけば「さわやか」）というサイクルです。一般には感動とさわやかなイメージで語られますが、楽しいとは限らないわけです。

また意外に盲点になっていますが、とくに正しいこと（ボランティアや人の世話をすることや社会正義など）の場合や、恋愛のようなハッピーで良いことの場合、良いことである分、つい余計にハマってしまいやすいともいえます。優勝や「金メダル」の大きな喜びも同様です。ハマりすぎ、頑張りすぎると、どこかで落ち込みます。喜びの興奮も、大きすぎると墜落しやすいのです。

こういうくり返しは一生の間に何度もあります。身心が生み出す、盛り上がりと盛り下がりの波です。くり返し波を乗りきっていくうちに、乗りきり方が身についてゆくわけです。

人間関係の中にも「波」があります。

失恋したり失敗したりすると、傷ついてしばらく立ち直れない。

人に裏切られたりすると、もう誰も信じられないという気持ちになる。

人との間の関係が知らないうちに濃くなりすぎた、密着しすぎた結果です。どんどん近づいてゆく時はどんどん盛り上がり、盛り上がるからさらに近づく、近づきすぎると息苦しくなって爆発、決裂ということになりがちです。

相手にどう思われているのかが気になって仕方がない

特定の人の評価や、どう思われているかがすごく気になるのは、もっと近づこうとしているサインです。そしてそれを確かめようと何かを仕掛けます。そこで良い反応が返ってくるともっと近づきたくなる。盛り上がる。するとさらにもっと気になる。

そういう経過でどんどん近づいてゆくのが、人と人の間で濃ゆ〜い反応が起きる時の法則です。

特定の人からだけではない、社会的な評価も、高い評価ほど興奮し、盛り上がって張り切りますが、盛り上がりすぎると、必ず落ち込みます。高い評価ほど、それに応えるために、頑張りすぎて苦しくなりやすいといえます。

心の経過はこんな感じですが、この時それぞれの身体はどんなバランスになっているのでしょうか？

このような心の動きのもとにある骨盤の動きを、あらためて整理しましょう。

骨盤の〈縮む〉↕〈ゆるむ〉リズム

骨盤にはギュッと〈縮む〉↕〈ゆるむ〉という自律的なリズムがあります。この〈縮む〉↕〈ゆるむ〉の骨盤の動きが、盛り上がり（集中・興奮）↕盛り下がり（リラックス）の基礎になります。例えば1日の中のリズムでは眼が覚めている間は縮んで、眠っている間は思い切りゆるむ。少し細かく見れば、朝眼が覚めて縮み、昼に向けて盛り上がり、午後にちょっとゆるんで眠くなり、夕方からまた縮んで、夜中にはまたゆるんで眠くなり、眠っている間が最もゆるむわけです。

生理（月経）のリズムも骨盤の〈縮む〉↕〈ゆるむ〉のリズムとつながっています。

生理の4日前くらいから骨盤の右側からゆるみ始め、左がゆるみ始めると生理が始まり、4日目くらいにゆるみきると自動的にギュッと縮み、テンションが上がります。

排卵期が過ぎると少しゆるみ、骨盤に弾力と安定感がある状態になります。

このような〈縮む〉↕〈ゆるむ〉リズム＝〈盛り上がり〉↕〈盛り下がり〉の波が滑らかにくり返されるのが、「気分がいい」という状態です。

ところが、例えばストレスや緊張があると骨盤（とくに骨盤底部）が縮んだままゆるみにくくなります。骨盤底部が縮んだままだと興奮が鎮まりません。眠る時間までにゆるんでいないと、興奮が鎮まらず、寝つきが悪くなったり、眠っても眠りが浅くなってしまいます。

ゆるんだり、縮んだりの波が滑らかに動いていればいいのですが、どこかでつかえていると、身体全体の働きがうまくいかなくなって、気分がどこかしら悪くなります。滑らかに動くかどうかは、リラックスできる（＝呼吸がゆったりできる）かどうかにかかっています。リラックスして充分にゆるむ（例えばよく眠る）ことで骨盤に滑らかな動きに必要な充分な弾力が生まれます。

（※骨盤に弾力をつけるメソッド「ベンザ呼吸」160ページ）

骨盤の〈縮む・ゆるむ〉のリズムは自然に生まれるだけではなく、集中しようとしたり、必要に迫られて頑張ったりすることでも、骨盤は縮みます。人間関係のありようも、同じように骨盤の動きとリンクします。近づけば縮み、離れればゆるみます。

骨盤が縮む勢いが強い時、意欲的になり、人とも近づきたくなり、良くも悪くもいろいろなことが起きやすくなります。勢いが弱い時は、意欲も薄いですが、平穏にもなりやすいわけです。

◉①身体を投げ出すメソッド（「投げ出す」を体感でつかむ）

「もうダメ」「どん詰まり」でしがみつく体勢を脱力解除→あきらめる＝離れる＝回避する＝方向を変える→解決可能な問題・方向を見つける→決断が生まれる。

腕、脚を一旦曲げておいてから、ポーンと投げ出す。

リラックスしたい時、「もうダメ！」と思った時にも、身体を投げ出す＝手足を投げ出す→脱力・リラックスモードへ切り替わる。

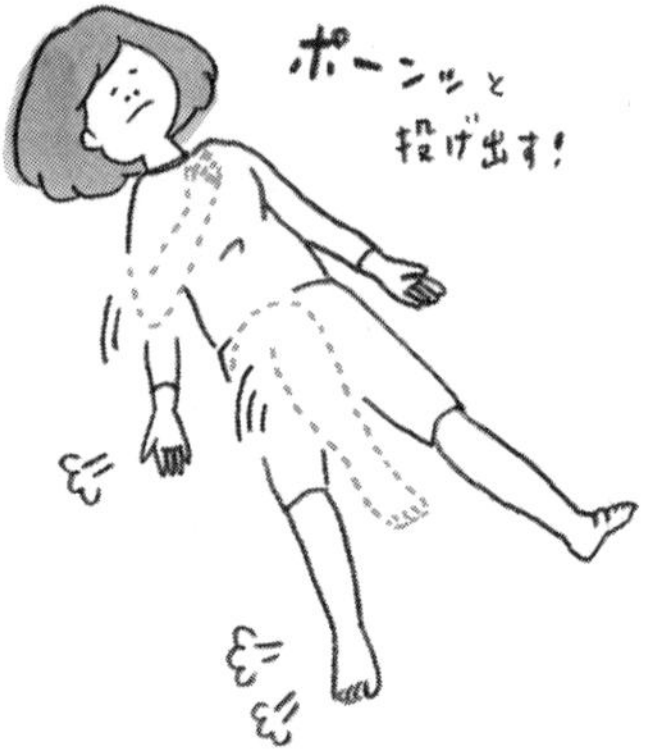

①曲げておいた腕、脚を投げ出す

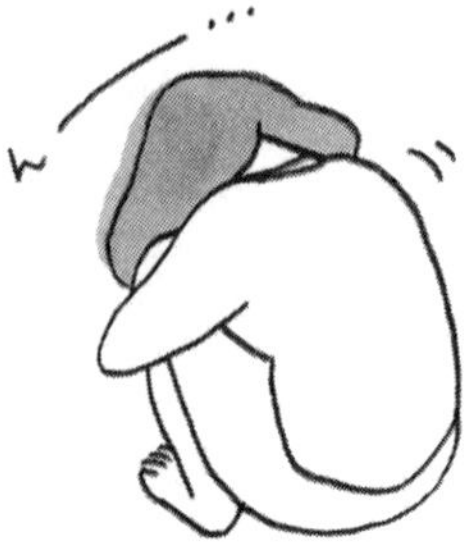

②膝をぐっと抱える

◉②思い切り「どん底」を見るメソッド（なるべく早くどん底に到達する）

「どん底」が過ぎれば、回復へ向かう。思いきり暗い小説や映画が助けになることもある。

膝をぐっと抱える（＝思いきり落ち込む姿勢）と胸がゆるみ、下腹で自動的に深く呼吸するようになる。

過換気、パニック、不安、落ち込みなどの場合にも、呼吸を落ち着け「気を取り戻す」ために有効。

第4章

整体で読み替える「生きるための技術」

人それぞれの身体感覚

身体は日々刻々、一息ごとに更新されているということを、様々な角度からお話ししてきました。整体とは、この身体の更新のサイクルを、呼吸を深くして、滑らかに回りやすくする技術だといえます。逆に、整体の視点から見ると、誰もが自然に様々な方法で、より良く生きるために、日々「身構え」を組み替えていることも見えてきました。

音楽を聴くこと、踊ること、夢や希望を持つこと、人を好きになること、おしっこをすることも、うんこをすることも、全てが深い呼吸＝良い気分につながります。

ただし、恋愛にも食べることにも興味がない人がいることも忘れないほうがいいでしょう。人それぞれ身体の感性に違いがあることを、「体癖」という観点から見てきましたね。

人は食べなければ生きていけませんが、人の中には食べることが第一で、一食抜いただけで倒れそうになる人もいるかと思うと、一方で食べ物をただの養分くらいにしか感じない人も、それぞれ10人のうちひとりずつくらいはいるわけです。

恋愛だって「しない人は変」というのが、なかば常識のようになってきましたが、恋愛ドラマは面白く感じても、自分自身の恋愛はどっちでもいいと思う人も、意外にいるのです。

人も自分と同じように感じなければおかしいというわけでもなければ、人と同じように自分も感じなければおかしいわけでもないのですね。ですが、人の感性も自分の感性も、人それぞれの偏りのある感性で判断するため、お互いの違いをなかなか素直には認め合えないのが実際です。

誰もが同じように見えても、意外な違いがあることがよく分かれば、人のことも自分のことも許せます。楽になるのです。自分の生き方が見えやすくなります。

日々の生活の中には、小さなハードルがいろいろあります。誰もが当たり前にできそうな食べること、排泄することだけをとっても、いつもスムーズにいくとは限りません。

少しでも気分よく生きるために、もう一度「常識の罠」を見なおしながら、「生きる技術」を確かめていきましょう。

何事も「真正面から向き合う」べきなのか？

長い人生の中では、解決が難しい問題や壁に必ず行き当たります。例えば大学の入学試験なども、結構大きなハードルです。うまくいった人でも、もう一度受験をしたいという人はあまりいないでしょう。それでも入学試験だけに限れば、人生のそれ以外の様々な壁やハードルと比べるとかなり分かりやすいです。

試験は点数が高ければ突破できます。その意味でシンプルです。入試の難易度、偏差値は誰でも知ることができますから、受かりそうなのか、頑張れば何とかなりそうなのか、全くダメそうか判断もしやすいです。

それ以外の現実のハードルは、もっと複雑で、難易度を判断すること自体がまず難題です。現実の問題の複雑さを試験問題くらいまで整理できれば、なんとかなりそうではありませんか？

私の世代の受験生（1960年代後半）は、今と比べると情報の整理が下手で、昨今の受験生よりも闇雲に勉強し、試験問題に「真っ向勝負」していたと思います。その後「受験技術」はずいぶん整理されて精度が上がりました。

進学塾で必ず指導されることがあります。「慌てて1問目から取り掛からず、まずは問題全部をざっと読んで、できそうな問題から取り掛かる」。考えてみれば当たり前ですが、ちゃんと意識していないと、逆に難しい問題ばかりが気になって考え込んでいるうちに時間切れになったりします。

実社会での問題も、大問題であるほど、その中のできそうな部分に集中する＝できるところからまず手を付けることが重要になります。そうはいっても難問であるほど強い引力、重力があって、つい引き込まれやすいし、こだわってしまいやすい。

だから、難問であるほど「真正面から向き合う」のはまずは避ける方が正しいのです。例えば、サッカーでも真正面から攻めれば、簡単に跳ね返されます。サイドチェンジをしたり、ボールを一度センターバックやキーパーなどの最後方に戻して、全体を見渡して攻めなおしたりしますね。

真正面からぶつからないで、一旦後ろに下がって見渡す、斜めに走る、横にかわしてすり抜ける方がいいのです。

どこをどう考えどう攻めても、どうにもならないような問題は、むしろ全く思いもかけないことから動き出して解決するものです。つまり当面考えうることの中に解決の方向性がなくても、前に進まなくても、横に動いたり、後ろに引いたりしているうちに、未知の条件が生まれてなんとかなってゆくわけですね。

「可能性ゼロ」に見えることでも、想定外のことが起きて解決に向かい、「絶対安全」に見えることはかえって想定外のことが起きて崩壊するというのが真実でしょう。

整体でも、身体の中で一番凝り固まったところから、いきなり何とかしようとしても、うんともすんともいいません。ですが、一見無関係に見えるけれど、敏感に反応しやすいポイントに触れるとそこから変化が始まるのです。

まずは今を生き抜く。そのためにはどうしたらいいのか。まずは今できることで工夫しながら、少しずつ楽になる方法を見つけていく。一番良い生き方とは、そういうことだと思います。

私の整体の技術でいえば、「押さない＝横にちょっとずらす」「矯正しない＝歪みを活かす・ゆるめる」というやり方です。

「良い問題」と「悪い問題」の違い

試験問題でいえば、簡単にできそうか、難しいか難しくないかだけでなく、「良い問題か、悪い問題か」というところまで、ぐっと引いて見られればもっと集中の階層が上がります。

そこまでいけば、出題者と受験者は対等です。難しくても、良くない問題、一生懸命考えて答えが出ても、気分が良くならない空虚な問題もあります。そんな問題を出すような学校にはできれば行かない方がいい。

良い問題なら、難しくて、ちゃんと答えられなくても、自分の考えが深まる。うまくいけば良い答え（気分の良い手応え）が自分に返ってきます。

受験も現実問題の練習、フライト・シミュレータでの「飛行」と考えると、少しは味わい深いものになるのではないでしょうか。

不調な時の自分は「悪い問題」しか思いつきません。問題設定の幅が「ダーク・サイド」なのです。そんな時でも「悪い問題」にはまる「不調な自分」を静かに見つめられるとちょっと楽になります。

現実の複雑な問題の渦中でも、できることなら静かに見渡したいものですね。難しいですけど。

答えのないような問題、例えば「愛とは何か」について考え続ける、考えを深めて豊かな気分になれるのならば、それは良い問題に挑んでいるわけですね。むしろあまりにも正しい答えが見えているような時、少し落ち着いて、本当に「腑に落ちて」いるのか、よく確かめた方がいいと思うのです。

正しすぎて苦しいこともある

小学生の時、授業中に「身の周りのゴミを拾いましょう」と先生が言ったことがありました。教室中のみんなが立ち上がって身の周りのゴミを拾う中、私だけが動きませんでした。先生は烈火のごとく怒りました。でも私はどうしても動きたくありませんでした。先生をにらみ返していたかもしれません。先生は正しい指導をしたのだから、当然みんながその通りに正しく動くことを期待していたのでしょう。その「正義」を踏みにじる奴がいることが、許せなかったのだと思います。

この時の私の強烈な「違和感」は何だったのか、その後も時々思い出すことがありました。

また、ある人が「目についたゴミをみんなが拾えば世界中がきれいになるのに、目の前にゴミがあっても知らんぷりをしている人間を見ると、腹が立つ」と言っていました。でもその人は生きることがとても大変そうでした。

この時はその人がとてもいい人だったので、聞いている私まで一緒に息苦しくなった記憶があって、何十年も前のことなのに、やはりいまだに忘れられないのです。本人は別にゴミのことで本当に悩んでいたわけではないと思うのです。いろいろと「正しいこと」をしなければいけないプレッシャーと、そうはできない自分との間で、きつかったのだろうと思うのです。

「身の周りのゴミを拾う」ことは、誰でもいつでも、やろうとすればできる。ボランティアでそういうことをやっている人もいます。しかし、ほとんどの人が「1日中そうするべき」だとは思わないでしょう。

「誰でもやろうと思えばできる正しいこと」というところが、本当は難しいんですね。

まず、誰でもいつでもできるということは、本気になったら四六時中ゴミを拾って歩かなければなりません。中にはそれが止まらなくなってしまう人もいます。本当にどんな小さなゴミでも、病的に見逃せなくなるのです。ボランティアで掃除をしている人も、「ボランティア中」は一生懸命掃除をしますが、普通に道を歩いている時はゴミをスルーして歩いているでしょう。

そのいい加減さがあるから、ボランティアも気分よく成立するのです。いつでもどこでも掃除して歩きましょうと言われたら、ほとんどの人が逃げ出すでしょう。正しさにも、適度に穴がある方がいいのです。

完璧よりも今ひとつの手応えがいい

似たようなことですが、完璧よりも今ひとつの方がいいのです。

もちろん完璧を目指すのはいいことなのですが、「完璧にできた」と思ったら、行きすぎているのです。「完璧な手応え」は行きすぎのサインと思った方がいいです。興奮しすぎた時に、「完璧」を感じるものなのです。

行きすぎた時は、必ず反動がきます。

第3章でお話ししたように、本当の集中＝「集中の第3ステージ」ではむしろ手応えがない静かな感触があるのです。すごく切れる包丁が「載せただけですっと切れる」という感触ですね。

何かが最適なタイミングで、最適に動く時、滑らかで抵抗感がないわけです。手応えというよりは、空っぽな感じ、空白、余白のような空気感なのです。

価値ある生き方を求めすぎると……

例えば「命を大切に」は、もちろん無前提に正しいと思います。ただし同時に「生きることそのものが最大の価値」であって、それ以上はないとも言えます。

ところが人として生きることの難しさは、生きること以上の価値を、生きることの中に求めることでもあります。「命を大切に」と強調されるほど、価値ある生き方をしなければいけないというプレッシャーも生まれます。

「ただ生きているだけでは、何の意味もない」ように見えてしまいます。人以外の生き物は、今ある命を懸命に生きることに集中しています。ひたすら生きるという、生き物としては当たり前のことが、生きることの意味を考えてしまう人間にとっては、逆に難しいことのようになってしまうのです。

「生きること以上」を求めること。それを「人間らしさ」ととらえるのか、「過剰な欲望」ととらえるのか、難問ですね。

私は、生き物としての人間の在りようを、「身がまま」とあらためて呼んで、大切にしたいと思っています。「人間らしさ」の暴走を鎮めて、日々くり返し深い呼吸と「身がまま」に立ち戻ることを、整体を通しておすすめしているわけです。

「命を大切にする」時代に、この社会を生きることは、それ自体「修行」といっていいのではないでしょうか。「身がまま」とは、深い呼吸であり、祈りのようでもあります。

何ができて、何ができないか

難問といっても、誰にとっても難しいものもありますが、人によって何が簡単で、何が難しいかはずいぶん違います。自分にとっては何が難しくて、何がやさしいのかを知ることが大事ですね。誰にでもできそうなことができず、意外なことができたりすることが結構あるものです。これが分かれば、ずいぶん楽になります。

私の10～20代の経験をお話ししてみます。

受験浪人中に、勉強するよりも長い時間考えていたことは、ひとつはどうやったら楽に勉強できるか。もうひとつは、どういう仕事で生きていったらいいのかということでした。その時には「そうだ研究者になろう。それならいけそうだ」と思いつきました。それが大学へ行く目標になりました。

ところが、それはちょっとフライングでした。これはもっと後になってから分かったのですが、第一に何かを人に「習う」ということが私にはできない。数学のように、誰が見ても論理が明確なことでも、教えられたようには納得できない。研究者どころか、弟子になることすらできません。自分の感触で納得できること以外受け付けられなかったのです。後に出会った「整体」も、「習う」という選択はできませんでした。

高校生の時から「組織人はムリ」と思っていました。さらには実用的な計算がダメ、事務処理がダメ、手紙・はがきが書けない。飲食店のアルバイトをするとしたら、テーブル配置を把握できない。そんな私と結婚した妻が「アルバイトを始めたその日から、テーブル配置はすぐ頭に入る。そんなの誰でもできるよ」と言うのを聞いて、私は仰天しました。

20代は実家の商売を手伝っていましたが、父の古くからの知り合いには、「あんたは商売には向かないよなー」と言われました。父には子どもの頃から「お前には欲（意欲）というものがないのか」とよく言われました。どうも事業欲そのものが私には欠けていたらしいのです。

ところが、第1章でもお話ししましたが、整体については、ごく自然に「できそうな気」がして、考えなくても手が動きました。目に見えない「意欲以前の意欲」のような感じですね。多くの人との出会いに恵まれて、結果として職業になりましたが、はじめは「趣味」としてやりたいと思っていました。

肝心な時、追い詰められた時に、一番頼りになるのは、身体の中から湧いてくる勢いと、そこから自動的に生まれる一歩だと思うのです。

達成感・成功体験は高いほどいいのか？

「1番を目指す」のは競争原理の基本ですね。金メダルは銀メダルと比べて100倍くらいの価値の違いがあります。たとえ「鼻の差」であっても、1番と2番の評価は天地ほどの差があります。

逆に見れば、評価の差とは、実質の価値の差をとんでもなく膨らませるものだということですね。その膨らんだ分は、いわば「バブル」ですから不安定なのです。ちょっとしたことでしぼんでしまいます。ゴールドメダリストは絶頂を味わったあと、リーマン・ショックのような地獄を見ることが多いのです。

誰が見ても自信満々で、高い評価を得ている人ほど、評価に敏感になります。多くのプラスの評価よりも、僅《わず》かなマイナス評価の方が気になるのです。高評価を受けるほど、評価に自分自身が振り回されやすくなるのですね。

とくに近年のような情報化社会では、何事もあっという間に盛り上がって、あっという間に忘れ去られます。「最高」を求めるなら、落ちる覚悟も必要なのですね。

人望も、高くなるほど人間関係で充実感を得られるように見えますが、どんどん孤独になってゆきます。成功して人脈が多くなるほど、互いに何の見返りも求めない関係は少なくなり、人に求められるほど孤独は強くなるのです。

マザー・テレサやネルソン・マンデラのような、誰が見ても立派な人の孤独は、どれほど深かったのか想像もできません。

小さな成功体験や、微妙な評価の方が安定した充実感につながります。小さな実績の積み重ねが続くことが、実は一番いいのです。

いい波に乗りたければ、あわてない

第3章で、私たちの身心は常に波の中にあるというお話をしました。できればうまくその波に乗りたいものです。

どういうふうにいい波をつかむのか？　そのポイントを整理しておきましょう。

盛り上がりが大きく急激なほど興奮して前のめりになり、あわてやすくなります。何でも早くする方がチャンスもつかみやすいと思われがちですが、少なくとも自分自身の身心の波に関していえば、早まらない方がいいのです。

波の頂点でなく、焦って途中で乗りたくなってしまうのですが、早まると、つかみ損なうだけでなく波に巻き込まれて流されてしまいます。

サーフィンで波をつかむ場合との違いは、自分の外ではなく、自分自身の中に波があることです。波の盛り上がりとともに興奮が高まって急加速するので、乗り遅れるというよりは、乗り急ぐ失敗の方が圧倒的に多いのです。

つまり海の波は目に見えるが、自分自身の波は目に見えない。自分自身の波の状態が反映されるのは、身の周りのできごとや、出会う人や出会うことの変化です。つまり実際に目に見えるのは身の周りに起きることの変化であって、それによって自分自身の波を推し測るしかないわけですね。

「すごいチャンス！」「最高の出会い」と思ったらすでに興奮しすぎているし、タイミングも早すぎます。そのままつかんだら翻弄されます。やり過ごす、一息待つといい。どんなチャンスだろうと、いずれにしろ激しすぎる波はやり過ごすしかありません。

逆に本当にうまく波に乗れている（＝勢いに乗っている）と当たり前すぎて、静かで気がつかないくらいの感じになります。

「最高に乗れてる」と感じる時は飛びすぎ、行きすぎ、バブルです。急降下します。落ちる途中ではもう、どん底にいくまでコントロールできません。

つまり波の盛り上がりはじめをどう見極めるかが、波をうまくつかむ勘どころになるわけです。そこで波の盛り上がりのサイン、フラグとして現れやすいことがらの例を出しておきましょう。

人との衝突が多くなる・買い物をやたらしたくなる・何でも早くしたくなる・何かしたい・どこかへ行きたい・人からの誘いが多い・電話やメールがたくさん来る&したくなる・1日の中で気分が変わりやすい・落ち着かない・イライラする・気に入らないことが多い・人に言われたことが妙に気になる・人を好きに&嫌いになりやすくなる・ダイエットにチャレンジしたくなる等々。

それぞれ誰にも経験がありそうなことですね。

良くも悪くもいろいろなことが起きたり、起こしたくなる。人それぞれ、盛り上がる時の特徴的パターンがあるので、観察して自分自身の分かりやすいフラグを見つけておきましょう。

そして盛り上がりの中で、呼吸が深くなる（＝静かになる）まで待って波をつかむ（大きい波も小さい波も、何度でもやってくるから失敗しても大丈夫）。若い時ほど難しいですが、何度も経験しながら身につければいいのです。

人との間に生まれ、変わり続ける自分

第3章では人と人との間に起きる反応をいろいろ見てきました。人と人との間に起きる、自分の側から見た反応が、その時の自分を表していますね。

自分は自分と出会った人たちとの間に、その時その時に立ち上がり、生まれ直します。そのくり返しの歴史全てが自分です。長いストーリーの中に、短いストーリーがたくさん織り込まれ、一人ひとりの物語を何度でも作り直しながら生きているといってもいいと思います。

「ビートルズ」の例でいえば、彼らの出会いとそれを取り巻く様々なできごとがなければ、私たちが知っているジョン・レノンもポール・マッカートニーも当然存在しなかったでしょう。

ですから自分とは、ほかの人から完全に切り離された「独り」ではありえない

わけですね。自分の中にあらゆる人の響きが滲《し》み込んでいるといってもいいでしょう。

ただし10代では、自分のあり方は激変します。

10歳を過ぎると、自分と身の周りの人や世界が一体だった無邪気な自分、疑いなく世界の中心にいた自分は失われます。

実はこれはかなりつらいことです。自分が無邪気に世界の中心にいて「主人公」だったということ（全能感《ぜんのうかん》とも呼ばれることがあります）が永遠に失われます。ここで、すでに失われた「主人公としての自分」にしがみつくと、権力とか「超能力願望」に取り憑かれたり、「価値のない人生なんていらない」と思い込んだりするわけですね。

身の周りの人との間に生まれる自分と、その自分を外から見ている、またはコントロールしようとしている自分が常に同時に生まれます。

人との距離感と同じように、自分と、自分を見ている自分との距離感が必要になります。興奮している自分、落ち込んでいる自分、迷っている自分を静かに見る自分という感覚です。自分を酷使したり、興奮させすぎたりするのもまた、もう一人の自分です。自分自身と真正面から向き合わず、ともに並んで進む方がいろいろなことがいい感じで進みます。

自分と、自分を見ている自分（＝子どもの時はいなかった）の間の程良い距離感が欲しいのです。その場その場、その時その時で、自分と周りの人・環境の間に反応が起きて、自分の在りようは常に動いています。

とくに興奮していたり落ち込んでいたりすると、周りの景色が見えなくなるので、その自分を見ている自分が「視覚障害ランナー」の伴走者のように、「つかず離れず」並走していたいのです。

この「自分」の成長とは、「整体」の視点から見るとどういうことになるでしょう。

成長することを整体の視点で見てみる

1～2歳の子どもが最初に描く「絵」は、単細胞のようなひとつの◯のようなものです。その◯から手足のような線が生えはじめます。身体全体がひとつというのが子どもの感覚なのです。身体が周りの世界に直接つながっています。

子どもの絵は、どの子の絵も天才的に見えます。あふれ出る表現があります。ところが10歳頃から急に輝きを失います。

意識と身体がくっきり分かれるのが10歳頃です。それは自分の身体を外側から見る意識が、急に強くなるためです。絵も「うまく見えるように描こう」という意識が強くなって、かえって面白くなくなるのです。

身体の使い方も意識的になってきます。10歳以前には全身が一体で、どこをどう動かすかと考えるよりも先に自然に動いていた身体ですが、意識して動かすことが多くなっていきます。

訓練すれば身体の動かし方は専門化していきます。高度な連携と特殊な動きに適した、頭―胸―腹―手足の動き方を身につけるようになります。それが例えばアスリートともなると、自転車選手は歩くことが大変になったり、ラグビーのフォワードの選手はあぐらをかけなくなったりと、日常生活には不便な筋肉のバランスになったりもします。音楽でも、例えばトランペットの演奏家は、喉の横がカエルの喉のように大きく膨らむようになってしまうそうです。

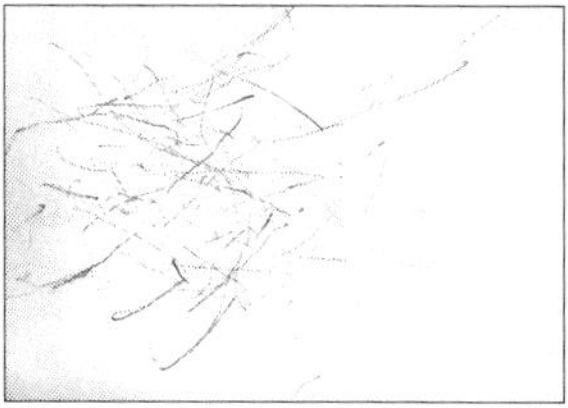

○以前　混沌・自由！

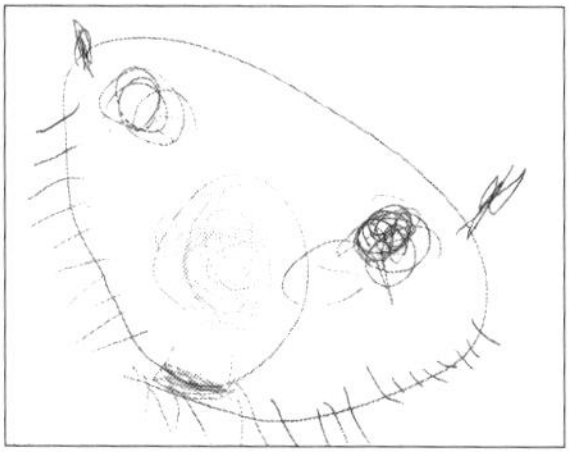

○から手足のような線が生えはじめる

何かを高い精度で身につけることは、必要な部分以外を削って特殊な身体になることでもあります。

アスリートほどには目に見えにくいですが、誰でも大人になると、何かを身につけて何かを削っているのです。

それは職業や社会環境で変わってきます。100年前と比べてみましょう。私の子どもの頃はまだ、19世紀生まれの人たちが、おじいさんやおばあさんでした。今より手脚が短く、背も低く、腰の低い姿勢でした。生活環境によって刻まれた姿勢や考え方がそこにはあったと思います。

100年前の大人と今の大人

私の記憶の中にある、100年以上前に生まれた大人たちと、20世紀後半生まれの大人の違いを、簡単に整理して見てみましょう。

昔：どこのどんな家柄に生まれたかといったポジションにふさわしくなることが、大人になるということだった。モデルがはっきりしていて、楽しいかつらいかは別にして分かりやすくはあった。職人は職人の話し方、商人は商人のしぐさや話し方があった。

今：何かの専門家や職業であったり、主婦や主夫であったり。年月の積み重ねとしての大人にはなっていくが、仕事を離れれば違いは分かりにくい。

昔：生き方の選択肢は少ないが、生まれた環境、家柄で基本的に決まってしまうので安定しているともいえる。環境は今よりずっと過酷で不便だが、否応《いやおう》なく置かれた枠の中だけで頑張ればよかったともいえる。あきらめやすい。

今：どういう生き方をするか、自由があるが、不安定。何者になるのか、どういう大人になればいいのか曖昧。際限のない頑張りや成長を求められる。どこまでやるか自分で区切りをつける必要がある。

私たちの世代の頃からは、「老人へのなり方」も分からなくなってきているようです。昔は、年寄りは年寄りらしい服装、話し方をしなければいけなかったし、いかにも年寄りらしくあることがいろいろな意味で求められました。年寄りらしくなることそのものに疑問も持ちませんでした。「若いねー」と言われれば、それはほめ言葉ではなく、「まだまだ未熟だね〜」という意味でした。

今はむしろ「いくつになっても、若く見えなければいけない」ことになっています。昔は「年寄りらしい」ことが尊重され、目標ですらあったのとはずいぶんな違いなのです。

またこの頃では、若さの維持に執着しすぎて、失い方、衰退しながら生きていく方法が見失われてしまいました。どうやって大人になればいいのか、さらにどのように年をとればいいのかということも見通しにくくなっているわけですね。

老化するとは、否応なく衰えていくことです。だから無理に老化に逆らうよりも、老化に合わせて身体を組み替えていく方が本当は気分がいいのです。

例えば、年をとるほど当然若い時のような身心の動きのやわらかさ・自由度がなくなってゆきます。動きがぎくしゃくし、体力もなくなる。新しいことには適応しにくくなります。

ただし、経験の蓄積ができて、無駄なことをしなくなる＝空回りしなくなるとも言えます。長い間に身につけた特定のことがらには熟達します。年寄りには年寄りのバランスがあるのですね。

あらためて、今これから大人になるとはどういうことか、まとめておきましょう。

成長すること・大人になることの意味は？

今の社会では、大人であることの基準が与えられていません。自分で見極めをつけながら、大人になっていく必要があるのですね。

私が出会った多くの人たちを通して学んできた「大人へのなり方」は、次のような感じです。どの要素もなかなか難しいです。でも、むしろ今の若い人たちの方が、これからもっと「熟達した大人」になる可能性があると私は思っています。

㈠自分ができないこと、できることを分別してゆくこと。

生まれた時には無限大だった可能性を、どんどん捨てていくことが成長です。可能性を絞って、できることを明らかにしていくことが成長のステップになります。幅広い可能性をむやみに夢見るよりも、その方がずっと身軽になるのです。

当たり前そうなことができなかったり、逆に思いもよらないことができたりもします。

②達成感や評価に頼らずに、自分を肯定すること。できることを思い切りやること。

人からの評価は、少しはあった方がいいです。でも、お酒やギャンブルと同じように、評価に振り回されて溺れることもあります。強い評価ほど「禁断症状」も大きいのです。人にも、評価にも、なるべく依存しすぎないで生きることが大人になるために大切なことです。

③自分中心に世界が回ってはいないことを受け容れること。

これはできそうでなかなかできません。でも、失われた「世界の主人公だった自分」にしがみつくよりも、ちゃんと手放した方がいいのです。

手を放すと、深い呼吸とともに、時々そっと、周りの世界と一体の「身がまま」の自分が立ち現れます。そこに気づくと、生きることの深みが身にしみます。

整体もそのためのひとつのアプローチです。歌、踊り、祈り、絵を描く、映画やテレビを見る、あるいは手作業などでも、無心になれること、ほっとできること、ぼーっとできることが、深い呼吸と一体感＝安心感につながります。

どれも当たり前のようで、意外に簡単ではありません。未だに私自身の目標でもあります。

「よく生きる」とは？

結局、よく生きる、身体を活かしきるために一番大切なこと、様々な問題に行き当たった時に一番大切なことは、呼吸が深いことです。

深い呼吸とは、息を詰めないで息を吐ききること。吐く息と吸う息の間がゆったりと滑らかになっていることでしたね。

それは静かに「今・目の前」を見ている状態でもあります。今・目の前にちゃんと焦点があっていれば落ち着きます。次のこと、そのまた次のことに気が奪われていると、焦り、不安になります。目の前のことが手につかなくなる。息を吐ききらないうちに息を吸おうとして、呼吸はどんどん浅くなります。するとどんどん周りの世界がよそよそしくなります。

「今・目の前」が見えると、周りの世界は一転生き生きとしてきます。残念ながら子どもの頃は当たり前だった「目の前」は、大人になるほど薄れていくものです。でも時々は、今を生きる感覚を、深い呼吸とともに取り戻しておきましょう。身も心もリセットされます。

行き詰まり＝息詰まりを切り替えることは、固まった身体をゆるめることにつながります。それが〈呼〉と〈吸〉の間を広げるということでしたね。次のステップへ動く自由はそこから生まれます。

何かに直面するたびに一息つくこと、待つことは大切な要素でした。迷う（焦る）↓判断する↓決断する（＝集中の3つのステージ）というサイクルを、日々静かに回してゆくこと。ちょっと立ち止まって、「身」が熟すまで待つことを大切にしていきたいです。

今できることに思い切り集中して、思い切り休む。
ぎゅっと縮んで、ふわーっとゆるむ。
心の底から＝腹の底から湧いてくる力で生きる。
身体で考えて、身体が決断する。
よく遊びよく眠ること。

これを意識するだけで、とても生きやすくなっていきますよ、きっと。

おわりに

身体の自己調整のサイクルが自然に滑らかに回っていることを、私は「身がまま」と呼んでいます。人それぞれの癖やしぐさの多くも「身がまま」のスキルと言えます。それを技術展開すれば「整体」になります。

この本は、誰もが持っているけれど日常の中では意識されることがないこの働きを、理屈ではなく、自分で体感的に再発見できるようにすることを目標にしました。

予備知識がなくても、直感的に把握しやすい内容になったのではないかと思います。

皆さんそれぞれの「身がまま」を見つけることに、本書が少しでも役立てれば幸いです。

具体的、立体的に分かりやすくするためのアイディアをたくさん提案してくださった編集者飯島恭子さん、空気感たっぷりのイラストを描いてくださったわかばやしたえこさん、ありがとうございました。

これまで身をもって「身がまま」の知恵を教えてくださった多くの方々に感謝です。

二〇一四年七月

著者

文庫化によせて

もともと「14歳の世渡り術」シリーズの中の一冊として企画された『生き抜くための整体』。まずは、整体と私自身の10代の経験がどうつながっているのかということも思い返しながら書くことになりました。

その一つ目は、思春期のあいだずっと続いた私の悩み＝親指の大きなイボが治った!!件、これは序章に登場します。

文庫化にあたって、あらためて振り返ると、もう一つ10代の体験に根ざしている大切なことがありました。こちらのほうが、より本質的でもあります。

中学2年のとき、動機はなんとなくですが、剣道部に入りました（高2まで在籍）。私の場合、情けないことに週3以上だと疲れるので、週2〜3回の稽古。「寒稽古」は寒いから回避！という軟弱ぶりで、「体育会系」の妻には「そんなのは幽霊部員！」と嘲笑われます。

確かに下手くそな剣道でしたが、それでも「間合い」というものがあるということはそこで体感できました。竹刀という「武器」を持って向き合うだけで、互いの「間合い」はとても敏感なものとして意識されるのです。「間合い」は人と人が向き合うとき、意識する・しないにかかわらず、互いのあいだに確実に生まれます。整体の現場でも大切な要素です。武道とはちょっと違いますが、「間合い」によって身心の反応は大きく変わります。

さらに、この「間合い」が、整体ばかりでなく、コミュニケーションのあり様を大きく左右する（第3章）ということに後々気がついていくわけです。

10代の経験は身体に深く根付きます。「成功体験」ではなくても、思わぬところで生きてくるものだとあらためて思います。

生きる上で誰もが経験していく問題についても、感受性は鋭いが、無知でもある10代の目線からあらためて眺めてみると、とても新鮮に見えてきます。「整体」というフィルターで、「生き抜くための技術」を抽出してみました。

二〇二〇年一月

片山洋次郎

本書は二〇一四年九月に小社より刊行された『生き抜くための整体——カラダとココロのゆるめ方』(「14歳の世渡り術」シリーズ)を一部加筆・修正し文庫化したものです。

生《い》き抜《ぬ》くための整体《せいたい》

二〇二〇年　一　月一〇日　初版印刷
二〇二〇年　一　月二〇日　初版発行

著　者　片山洋次《かたやまようじ》郎《ろう》

発行者　小野寺優
発行所　株式会社河出書房新社
〒一五一-〇〇五一
東京都渋谷区千駄ヶ谷二-三二-二
電話〇三-三四〇四-八六一一（編集）
〇三-三四〇四-一二〇一（営業）
http://www.kawade.co.jp/

ロゴ・表紙デザイン　粟津潔
本文フォーマット　佐々木暁
本文組版　高木善彦
印刷・製本　中央精版印刷株式会社

Printed in Japan　ISBN978-4-309-41728-8

河出文庫

内臓とこころ
三木成夫
41205-4

「こころ」とは、内蔵された宇宙のリズムである……子供の発育過程から、人間に「こころ」が形成されるまでを解明した解剖学者の伝説的名著。育児・教育・医療の意味を根源から問い直す。

生命とリズム
三木成夫
41262-7

「イッキ飲み」や「朝寝坊」への宇宙レベルのアプローチから「生命形態学」の原点、感動的な講演まで、エッセイ、論文、講演を収録。「三木生命学」のエッセンス最後の書。

片づける　禅の作法
枡野俊明
41406-5

物を持たず、豊かに生きる。朝の5分掃除、窓を開け心を洗う、靴を揃える、寝室は引き算…など、禅のシンプルな片づけ方を紹介。身のまわりが美しく整えば、心も、人生も整っていくのです。

怒らない　禅の作法
枡野俊明
41445-4

イライラする、許せない…。その怒りを手放せば、あなたは変わり始めます。ベストセラー連発の禅僧が、幸せに生きるためのシンプルな習慣を教えます。今すぐ使えるケーススタディ収録！

悩まない　禅の作法
枡野俊明
41655-7

頭の雑音が、ぴたりと止む。ブレない心をつくる三十八の禅の習慣。悩みに振り回されず、幸せに生きるための禅の智慧を紹介。誰でもできる坐禅の組み方、役立つケーススタディも収録。

覚醒のネットワーク
上田紀行
41495-9

いつもどこか満たされない。つい自分の殻に閉じこもってしまう。落ち込んだり、傷ついたり……。そんな心理状態に置かれたときに、どうすれば日々をもっと生き生きすることができるのか。

著訳者名の後の数字はISBNコードです。頭に「978-4-309」を付け、お近くの書店にてご注文下さい。